Moosburner

Fibromyalgie

Dr. med. Michaela Moosburner

Fibromyalgie

Die Kraft der Natur nutzen. Innovative und bewährte Methoden aus der Naturheilkunde

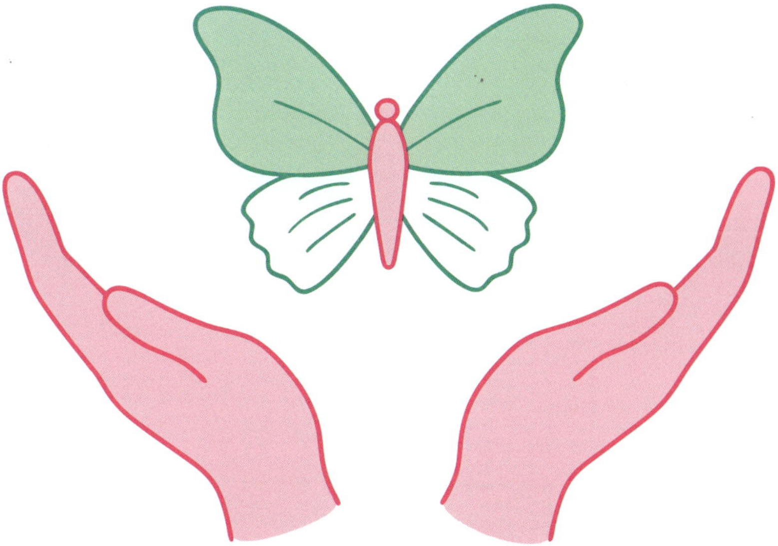

TRIAS

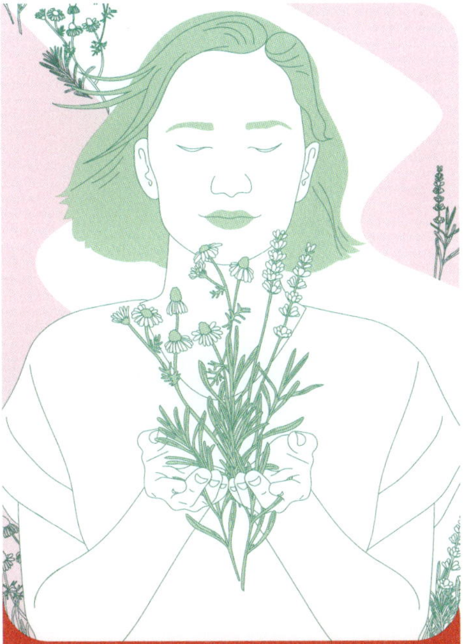

Exkurs

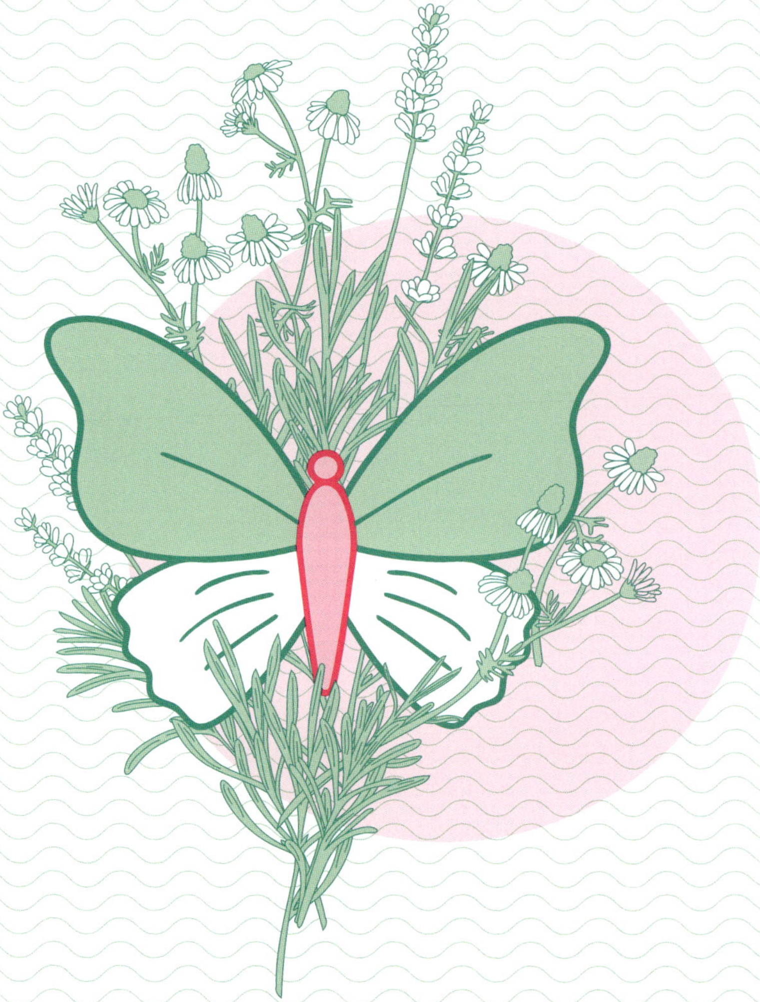

Schmetterling: © Jayfa islam/stock.adobe.com - edited and composed by Thieme

Willkommen in meinem Buch!

Wenn Sie diesen Ratgeber zum Thema Fibromyalgie in Händen halten, gehören Sie vermutlich zu den Menschen, bei denen die Diagnose schon gestellt wurde. Das kann etwas Befreiendes mit sich bringen. Endlich haben all die Beschwerden, die Sie jahrelang belastet haben, einen Namen: Fibromyalgiesyndrom. Doch nach der Diagnose kommt oft die Ernüchterung: Die klassische Schulmedizin bietet wenige Optionen für eine wirksame Therapie. Häufig werden Ihnen vielleicht Schmerzmittel, Antidepressiva und Psychotherapie empfohlen, ohne dass Sie sich durch die Behandlung wesentlich besser fühlen. Zudem hat die Fibromyalgie immer noch ein gesellschaftliches Akzeptanzproblem, nicht nur im sozialen Umfeld der Betroffenen, sondern auch bei so manchen Ärztinnen und Ärzten. Das macht es den Erkrankten besonders schwer, kompetente Hilfe zu finden. Viele haben die Hoffnung auf eine zielführende und empathische medizinische Unterstützung bereits aufgegeben.

Die Naturheilkunde hat einen anderen, umfassenderen Blick auf den Menschen. Körper, Geist und Seele werden in die Therapie mit einbezogen. Eigenverantwortung spielt eine wichtige Rolle. Hilfe zur Selbsthilfe, wirksame Strategien, um Symptome zu lindern – das alles steht im Mittelpunkt der Behandlung. So können Sie Ihre Gesundheit aktiv mitgestalten. Mit meinem Buch möchte ich Ihnen dafür hilfreiche Anregungen und bewährte Tipps aus der Praxis geben. Ich möchte Sie auf Ihrem Weg begleiten, Ihre Gesundheit selbst in die Hand zu nehmen. Entdecken und stärken Sie Ihre Selbstheilungskräfte, tun Sie das, was individuell zu Ihnen passt – so werden Sie Ihre Beschwerden nachhaltig lindern und den Weg zurück zu mehr Lebensqualität finden!

München, im Frühjahr 2026
Dr. Michaela Moosburner

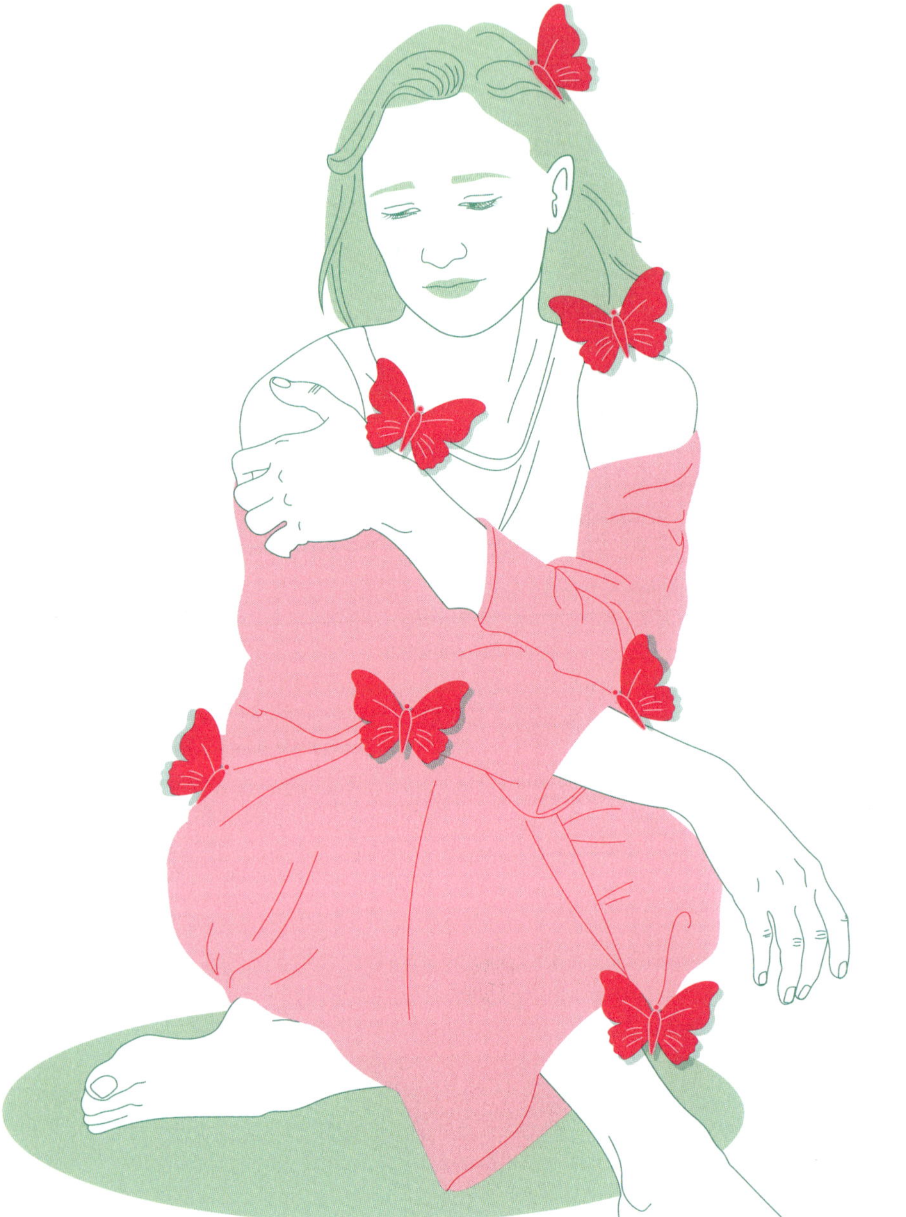

Fibromyalgie – Schmerzen überall

Das Fibromyalgiesyndrom ist eine komplexe Erkrankung, die nahezu alle Bereiche und Funktionen des Körpers beeinträchtigen kann. Am meisten belastet dabei der allgegenwärtige Schmerz.

Fibromyalgie hat viele Gesichter

Für das Fibromyalgiesyndrom gibt es keine organische Ursache, daher dauert es oft lange Jahre bis zur richtigen Diagnose. Die körperlichen und seelischen Beschwerden können individuell sehr unterschiedlich sein.

Während meiner klinischen Tätigkeit habe ich viele Menschen mit Fibromyalgie betreut. Die meisten von ihnen hatten bis zur Diagnosestellung eine Ärzteodyssee hinter sich gebracht und dabei den Glauben an eine kompetente und empathische medizinische Unterstützung oft verloren. Vielleicht ist es Ihnen ähnlich ergangen?

Der lange Weg zur Diagnose

Vieles, was das Fibromyalgiesyndrom betrifft, ist noch unklar. Es ist eine sogenannte »funktionelle Erkrankung«, das bedeutet, es findet sich keine organische Ursache. Man kann nichts sehen, man kann nichts messen. Deshalb wird Fibromyalgie von vielen – leider auch von so manchen Ärztinnen oder Ärzten – als eigenständige Erkrankung immer noch nicht ernst genommen. An diesem Zustand muss sich dringend etwas ändern. Betroffene werden schnell in die Psychoecke gedrängt. Dabei sind es mitnichten Menschen, die über die Maßen in sich hineinhören oder nur die Aufmerksamkeit ihrer Mitmenschen auf sich ziehen wollen. Jede und jeder kann erkranken.

Bis zur richtigen Diagnose ist es oft ein mühsamer und langer Weg – im Durchschnitt dauert es sechs Jahre. Die Gründe dafür sind vielfältig. Viele Ärztinnen und Ärzte sind mit dem Krankheitsbild nicht ausreichend vertraut und nur was man kennt, erkennt man auch. Manche zweifeln die Existenz der Erkrankung grundsätzlich an.

Sicher, die Diagnosestellung ist nicht ganz einfach, insbesondere weil die Symptome unspezifisch sind und durch viele unterschiedliche Erkrankungen hervorgerufen werden können. Neben den körperlichen Aspekten spielen auch psychische Faktoren eine Rolle. Einfach zu messende Biomarker im Blut existieren bis dato nicht. Eine umfassende Abklärung braucht Zeit, die in der tagtäglichen Praxisroutine leider oft Mangelware ist. Oft verzögern auch lange Wartezeiten für notwendige Facharzttermine, insbesondere bei der Schmerzspezialistin, beim Rheumatologen oder der Psychologin, eine rasche Diagnosestellung.

Doktor-Hopping

Schmerzpatientinnen und -patienten tun sich häufig schwer, die psychosomatische Komponente ihrer Erkrankung anzunehmen. Das oft fehlende Verständnis auf Seiten der behandelnden ärztlichen Fachkräfte, der hohe Leidensdruck, die Unkenntnis des Krankheitsbildes und dadurch entstehende Ängste treiben die Patientinnen oft jahrelang um. Als Folge werden viele unterschiedliche medizinische und therapeutische Einrichtungen aufgesucht, um eine Erklärung für die Beschwerden zu finden. Dazu kommt die Angst, dass doch etwas »Schlimmes« dahinterstecken könnte, dass vielleicht etwas bei den Untersuchungen übersehen wurde. Der Wunsch nach weiterführender Diagnostik führt viele Betroffene immer wieder zu diversen Ärzten.

Betroffene werden häufig nicht ernst genommen

Der Leidensdruck ist meist sehr groß, die Lebensqualität oft deutlich eingeschränkt. Und vielen Betroffenen ist es sogar peinlich, über ihre Erkrankung zu sprechen, gerade weil man nichts sieht, nichts messen kann, scheinbar keinen Grund hat, nicht zu arbeiten, nicht an sozialen Aktivitäten teilzunehmen. Die Angst, nicht ernst genommen oder als Hypochonder abgestempelt zu werden, ist ein ständiger Begleiter. Das Gefühl, sich immer wieder rechtfertigen zu müssen, als wäre man an seiner Erkrankung selbst schuld, kennen viele Erkrankte leider nur zu gut.

Schon oft haben mir Patientinnen anvertraut: »Lieber hätte ich eine ›richtige Erkrankung‹, etwas, das man sehen kann, eine gesellschaftlich akzeptierte Diagnose.« Um es nochmals zu betonen: Das Fibromyalgiesyndrom ist eine »richtige« Erkrankung! Es gibt Leitlinien, die den aktuellen Stand der Forschung zusammenfassen und Handlungsempfehlungen für Ärztinnen und Ärzte geben. Die aktuell noch gültige S3-Leitlinie aus dem Jahr 2017[1] wurde von der deutschen Schmerzgesellschaft in Zusammenarbeit mit diversen Fachorganisationen wie der Rheuma-Liga, der Deutschen Gesellschaft für Neurologie und der Deutschen Fibromyalgie-Vereinigung erstellt. 2025 hat die Deutsche Gesellschaft für Schmerzmedizin nun eine Praxisleitlinie (Seite 142) veröffentlicht.

Fibromyalgie ist eine Schmerzerkrankung

Das Fibromyalgiesyndrom ist keine neuartige Erkrankung. Erste Beschreibungen reichen zurück bis in die Antike. Von der World Health Organisation (WHO) wurde es allerdings erst sehr spät, genauer gesagt, 1990, als eigenständige Erkrankung anerkannt. Ob dies am sogenannten »Gender Health Gap« (siehe Box) liegen mag?

Ein Wort zum Gendern: Fakt ist, dass deutlich mehr Frauen als Männer an dieser Erkrankung leiden, Frauen sind ca. neun- bis zehnmal häufiger davon betroffen. Aus diesem Grund verwende ich in meinem Buch bewusst die weibliche Form der Ansprache. Dieser Tatsache tragen auch die Leitlinien zum Fibromyalgiesyndrom Rechnung: Sie haben 2017 den Begriff »Patient« ersatzlos durch »Patientin« ersetzt.

Fibromyalgie – ein chronisches ausgedehntes Schmerzsyndrom

Lange Jahre wurde die Fibromyalgie (wörtlich übersetzt: der »Faser-Muskel-Schmerz«) als rheumatische Erkrankung verstanden. Das »Weichteilrheuma«, wie es auch genannt wurde, passte aber nie so recht zu den durch Entzündungen und Autoimmunprozesse geprägten rheumatischen Krankheiten. In der neuesten Version der WHO-Klassifizierung medizinischer Diagnosen (ICD-11) vom 01.01.2022 geht das Fibromyalgiesyndrom nun in der Kategorie »Chroni-

Gender Health Gap

Der Begriff »Gender Health Gap« beschreibt systematische geschlechtsspezifische Unterschiede in der Gesundheitsversorgung. Zahlreiche Studien belegen, dass Frauen dabei das Nachsehen haben. Sie erhalten oft später die richtige Diagnose und eine weniger angemessene Therapie im Vergleich zu Männern. So sterben aktuell (Stand 2025) immer noch doppelt so viele Frauen wie Männer, wenn sie einen Herzinfarkt erleiden! Darüber allein ließe sich ein Buch schreiben.

Erst seit den 1990er Jahren findet hier langsam ein Umdenken statt. Es gibt mittlerweile eine EU-Richtlinie, die besagt, dass bei klinischen Studien Probanden auch nach dem Kriterium auszuwählen sind, wie häufig die betreffende Krankheit beim jeweiligen Geschlecht auftritt. 2025 wurde eine weitere »Richtlinie zur Förderung von Projekten zum Thema Reduzierung des Gender Data Gap in der klinischen Forschung« auf den Weg gebracht. Es bewegt sich also endlich etwas.

sche primäre Schmerzsyndrome« unter der Ziffer MG30.01 auf. Der Name »Fibromyalgie« ist im ICD-11 nicht mehr zu finden. Das Krankheitsbild wird jetzt als »chronisches ausgedehntes Schmerzsyndrom« (chronic widespread pain) unter den primären Schmerzzuständen subsumiert. Diese Diagnose ist zu erwägen, wenn Schmerzen länger als drei Monate anhalten oder im Laufe von drei Monaten ständig erneut auftreten. Die neue Zuordnung stellt die zentrale Schmerzentstehung in den Vordergrund – eine längst überfällige und sinnvolle Anpassung an den aktuellen Wissensstand.

Verlauf und Symptome

Die Fibromyalgie ist keine seltene Erkrankung: Gut drei Prozent aller Menschen in Deutschland leiden daran. Die Diagnose wird meist im Alter zwischen 40 und 50 Jahren gestellt. Doch viele Patientinnen bemerken schon Jahre vorher immer wieder unerklärliche Muskel- und Gliederschmerzen. Nur selten beginnt die Erkrankung ganz unvermittelt mit Schmerzen am ganzen Körper, beispielsweise nach einem Virusinfekt oder einem Unfall. In der Regel ist der Beginn eher schleichend. Anfänglich gibt es noch schmerzfreie Zeiträume, die im Verlauf aber seltener werden. Der Schmerz breitet sich nach und nach auf immer mehr Körperregionen aus, andere funktionelle Beschwerden kommen hinzu.

Das Fibromyalgiesyndrom ist eine chronische Erkrankung. Es zieht sich über Jahre hin und ist letztendlich nicht heilbar. Auch wenn die Lebenserwartung hinsichtlich der Grunderkrankung normal ist, findet sich doch eine leichte Übersterblichkeit, d. h. eine geringfügig höhere Sterblichkeit bei den Betroffenen. Dies ist dem etwas erhöhten Risiko für Suizide (gerade bei begleitender Depression) geschuldet. Die Fibromyalgie selbst führt – auch bei jahrzehntelangem Verlauf – nicht zur Schädigung von Muskeln oder Gelenken. Auch an inneren Organen und am Nervensystem finden sich keine strukturellen Veränderungen. Anhand verschiedener Kriterien können unterschiedlich schwere Verlaufsformen unterschieden werden. Dabei werden meist Fragebögen zur Graduierung eingesetzt. Eine allgemein anerkannte Einteilung der Schweregrade existiert nicht.

Fibromyalgie ist ein Chamäleon. Es finden sich individuell sehr unterschiedlich ausgeprägte körperliche, psychische und seelische Beschwerden. Dieser Tatsache wurde in der zuletzt 2017 überarbeiteten Leitlinie Rechnung getragen, indem man den Begriff »Fibromyalgiesyndrom« eingeführt hat. Er ersetzt die Bezeichnung »Fibromyalgie«. Das Wort »Syndrom« wird als »Zusammentreffen einzelner, für sich allein uncharakteristischer Symptome zu einem kennzeichnenden Krankheitsbild«[2] verstanden. Die Kernsymptome finden sich definitionsgemäß bei allen Erkrankten, die Begleitsymptomatik variiert in Vorkommen und Ausprägung (Abb. Seite 17).

Die Kernsymptome

Die drei definierenden Hauptsymptome der Fibromyalgie sind »chronische Schmerzen in mehreren Körperregionen, Schlafstörungen bzw. nicht erholsamer Schlaf und Müdigkeit bzw. Erschöpfungsneigung (körperlich und/oder geistig)«.[3]

Bis 2017 beruhte die Diagnose ausschließlich auf der klinischen Untersuchung der sogenannten »Tenderpoints«, d. h. definierter schmerzhafter Druckpunkte am Körper. Bei der Definition der neuen Hauptkriterien wurden erstmals auch die Angaben von betroffenen Mitgliedern aus Fibromyalgie-Selbsthilfeorganisationen berücksichtigt. Deshalb erweitert die neue Definition das Symptom »Schmerz« um entscheidende und für die Erkrankten sehr belastende Beschwerden. Nahezu alle Befragten gaben an, unter Schlafstörungen, Müdigkeit, Zerschlagenheitsgefühl, Konzentrations- und Antriebsschwäche sowie geringer Leistungsfähigkeit zu leiden.

Die Kernsymptome des Fibromyalgiesyndroms sind:

- Chronische Schmerzen in mehreren Körperregionen
- Schlafstörungen bzw. nicht erholsamer Schlaf
- Müdigkeit bzw. körperliche und oder geistige Erschöpfungsneigung

Chronische Schmerzen: Muskuläre Verspannungen in Nacken und Rücken stehen häufig am Anfang der Schmerzkaskade. Fast alle betroffenen Frauen leiden bereits früh unter Rückenschmerzen. Im weiteren Verlauf breitet sich der Schmerz nach und nach aus: Er zieht über die Schultern in die Arme und über die Hüften in die Oberschenkel. Sehnen, Bänder und Gelenke tun weh. An manchen Tagen ist der Schmerz nur wie ein leichtes Hintergrundrauschen wahrnehmbar, an anderen fühlen sich die Betroffenen, als ob ein Lastwagen über sie hinweggerollt wäre. Erkrankte schildern die Schmerzen wie einen dauerhaften Muskelkater; die Glieder fühlen sich schwer wie Blei an. Die betroffenen Stellen und auch die Schmerzintensität ändern sich oft von Tag zu Tag.

Die Verspannungen im Nacken führen häufig zu Spannungskopfschmerzen und einer verspannten Kaumuskulatur. Zähneknirschen ist die Folge. Unser Kiefergelenk wiederum steht reflektorisch mit dem Becken in Verbindung. Wenn unsere Kiefermuskulatur verspannt ist, wirkt sich das negativ auf die Hüftregion aus: Die Beckenmuskulatur und besonders die Hüftgelenke mit ihren starken Bändern können nicht mehr »locker lassen«. Dies verändert die Statik im Lendenwirbelbereich, die Rückenschmerzen werden dadurch weiter verstärkt – ein Teufelskreis.

Mit der Zeit verändert sich die Schmerzwahrnehmung: Eine zunehmende Schmerzempfindlichkeit stellt sich ein.

Schon ein geringer Druck auf die Muskulatur verursacht Schmerzen. Besonders häufig ist das Gewebe an Oberschenkeln, Schultern und Oberarmen betroffen. Gerade diese Überempfindlichkeit für Berührung wird von vielen als extrem belastend empfunden, zumal es negative Auswirkungen auf das liebevolle Miteinander und die Sexualität haben kann. Auch Physiotherapien sind dann nur sehr eingeschränkt durchzuführen, klassische Massagen zur Lockerung der verhärteten Muskulatur beispielsweise manchmal gar nicht möglich.

Eine ausgeprägte Steifigkeit besonders morgens und nach Ruhephasen vertreibt die Lust auf Bewegung, obwohl leichte körperliche Aktivität vielen Patientinnen eigentlich eine gewisse Linderung der Schmerzen bringt. Auch ein Schwellungsgefühl, »als ob sich Wasser im Gewebe ansammeln würde«, wird von den Betroffenen häufig beschrieben.

Schlafstörungen: Ein- und Durchschlafstörungen unterschiedlichster Ausprägung gehören zu den Kriterien für die Diagnosestellung. Sicher kennen Sie das als Betroffene: Ihre Gedanken kommen vor dem Einschlafen nicht zur Ruhe. Die Füße zappeln hin und her, Sie finden keine passende Schlafstellung. Kurz gesagt: Obwohl Sie hundemüde sind, können Sie einfach nicht einschlafen. Und wenn sich der Schlaf dann endlich einstellt, empfinden Sie ihn oft als nicht erholsam. Auch bei scheinbar ausreichend langer Nachtruhe ist der Akku morgens nicht aufgeladen. Ihr Körper kann sich nicht richtig erholen. Das ist auf Dauer ein zermürbender Zustand.

Erschöpfung: Jeder von uns kennt das Gefühl der Erschöpfung nach körperlicher oder psychischer Beanspruchung. Bei Patientinnen mit Fibromyalgiesyndrom hat dieser normale physiologische Zustand aber eine andere Dimension. Eine Betroffene beschrieb mir das Gefühl der lähmenden Tagesmüdigkeit, die das normale Maß weit übersteigt, einmal so: »Als ob mir jemand den Stecker gezogen hätte.« Natürlich tragen die Schlafstörungen ihren Teil dazu bei, sind aber sicher keine ausreichende Erklärung für dieses Phänomen. Psychische Begleiterkrankungen können eine Erschöpfung verstärken. Aber auch Patientinnen ohne depressive Verstimmung leiden unter diesem Energiemangel. Der Übergang von der reinen Erschöpfung zur Fatigue ist hierbei fließend.

Was ist Fatigue? Als Fatigue wird eine »stark einschränkende, zu den vorausgegangenen Anstrengungen unverhältnismäßige, sich durch Schlaf oder Erholung nicht ausreichend bessernde subjektive Erschöpfung auf somatischer, kognitiver und/oder psychischer Ebene«[4] bezeichnet. Diese hochgradige Erschöpfung lässt sich durch Schlaf oder Ruhephasen nicht beheben. Normale Erholungsmechanismen greifen nicht, der Körper schafft es nicht mehr, ausreichend zu regenerieren. Insbesondere die körperliche Leistungsfähigkeit ist deutlich reduziert. Das anhaltende Müdigkeitsgefühl wird häufig von mangelnder Motivation und fehlendem Antrieb begleitet. Diese allumfassende Schwäche führt dazu, dass die Energie oft gerade noch für die Arbeit reicht, sofern eine Berufstätigkeit überhaupt noch möglich ist. Darüber hinaus gehende alltägliche Verrichtungen wie Kochen oder Wäschewaschen sind kaum noch zu schaffen.

Jede soziale Aktivität wird zunehmend als Belastung, als Energieräuber wahrgenommen. Phasen mit depressiver Verstimmung und Angstgefühlen bleiben da meist nicht aus. Das ist auch nicht verwunderlich. Die Folge ist ein schrittweiser Rückzug aus dem aktiven Leben. Besonders belastend: Familie, Freunde und Arbeitskollegen reagieren auf den sozialen Rückzug nicht selten mit Unverständnis. Sie verstehen nicht, warum Betroffene am normalen Leben nicht mehr teilnehmen. Man sieht den Betroffenen ihre Erkrankung ja nicht an.

Fatigue ist das Kernsymptom des Chronic-Fatigue-Syndroms, einer eigenständigen Erkrankung. Auch Menschen mit Long Covid entwickeln nicht selten eine Fatigue. Beide Erkrankungen zeichnen sich durch eine Vielzahl von ähnlichen Symptomen aus. Das Long-Covid-Syndrom kann sich nach einer Covid-Erkrankung entwickeln. Die Auslöser für das Chronic-Fatigue-Syndrom sind nur zum Teil bekannt. Es werden Pathogene wie das Epstein-Barr-Virus vermutet. Häufig findet sich jedoch keine Ursache.

Weitere Symptome: funktionelle Beschwerden

Beim Fibromyalgiesyndrom finden sich neben den Kernsymptomen eine ganze Reihe weiterer funktioneller Beschwerden (Abb. Seite 17). »Funktionell« bedeutet, wie bereits erwähnt, dass sich keine körperlichen Ursachen finden lassen. Die Symptome können alle Organsysteme betreffen. Besonders häufig in Mitleidenschaft gezogen sind Nervensystem, Verdauungssystem, Herz-Kreislauf-System und Blase.

Fibro-Fog: Ein Phänomen, das viele Patientinnen mit Fibromyalgie leider nur zu gut kennen, sind Störungen der geistigen Leistungsfähigkeit, auch als »neurokognitive Störungen« bezeichnet. Dazu gehören beispielsweise mangelnde Konzentrationsfähigkeit, Gedächtnisprobleme, eine geistige Trägheit und Wortfindungsstörungen. Der Kopf fühlt sich wie benebelt an. Zusammenhängende Gedankengänge zu entwickeln, fällt schwer. Besonders in schwierigen oder stressigen Situationen kann das schnell zur Überforderung führen. Termine und Namen werden vergessen, Sachen verlegt. Schnell verliert man den Überblick. Das frustriert und stresst. Die Störungen von Konzentration und strategischem Denken führen oft dazu, dass mehrere Aufgaben begonnen werden, am Ende aber keine erledigt

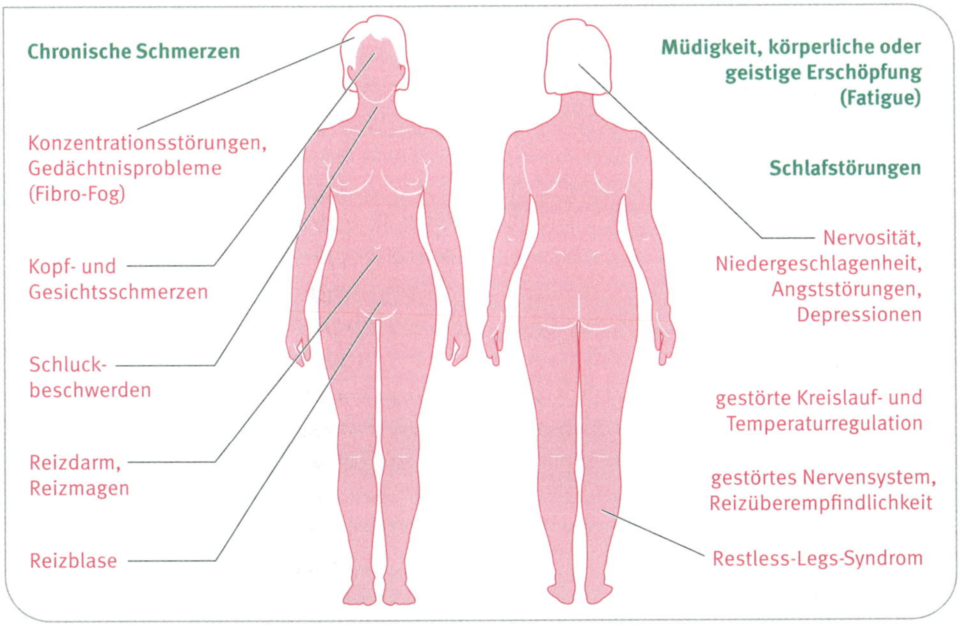

Symptome des Fibromyalgiesyndroms

wird. Alltägliche Dinge wie Einkaufen fallen schwer, ohne Merkzettel geht nichts. Normale Alltagsaktivitäten werden zunehmend als anstrengend empfunden, selbst das Zeitunglesen. Das nagt am Selbstbewusstsein. Oft schleicht sich zudem die Angst ein, an einer beginnenden Demenz zu leiden, das haben mir viele Patientinnen anvertraut. Ein schrittweiser sozialer Rückzug ist die Folge. Dieser Zustand belastet die Betroffenen oft noch mehr als ihre Schmerzen. Diese kognitiven Beeinträchtigungen finden sich übrigens auch beim Long-Covid- und beim Chronic-Fatigue-Syndrom.

Reizdarm und Co.: Ich kenne kaum eine Patientin mit Fibromyalgie, die nicht mit ihrer Verdauung Probleme hat – seien es wiederkehrende Bauchschmerzen, für die sich keine organische Ursache finden lässt, seien es Verstopfung oder Durchfälle, Blähungen, ein ungutes Völlegefühl, Übelkeit.

Oft werden Allergien oder Nahrungsmittelunverträglichkeiten für die vielfältigen Beschwerden verantwortlich gemacht. Aus Verzweiflung werden die unterschiedlichsten Kostformen ausprobiert: glutenfrei, laktosefrei, histaminarm, vegan, low-FODMAP (FODMAP steht für fermentierbare **O**ligo-, **D**i- und **M**onosaccharide und **P**olyole), die Reihe ließe sich lange fortführen. Teure Bluttests werden durchgeführt, entsprechende Auslassdiäten versucht. Manchmal lassen sich die Symptome lindern, oft bringt die ganze Mühe jedoch wenig, außer dass die Freude am genussvollen Essen nach und nach komplett verloren geht.

Denn viel häufiger als Unverträglichkeiten ist ein Reizdarmsyndrom als Ursache auszumachen. Die Krankheitsmechanismen hierfür sind nicht vollständig geklärt. Nachgewiesen ist aber eine Fehlregulation des enterischen Nervensystems, also des Teils des autonomen Nervensystems, der für unsere Verdauung zuständig ist. Dies führt unter anderem zu einer gestörten Motilität des Verdauungstraktes, d. h., Nahrungsbrei und Luft werden nicht richtig transportiert, und einer erhöhten Schmerzwahrnehmung im Bauchbereich.

Nicht selten haben Betroffene auch das Gefühl, dass irgendetwas das Schlucken behindert. Dieses sogenannte »Globusgefühl« ist häufig mit einer unerklärlichen Mundtrockenheit kombiniert. Natürlich muss nachgeforscht werden, was hinter diesen Beschwerden steckt. So könnte es sich beispielsweise um die Nebenwirkung einer medikamentösen Therapie handeln. Gerade Antidepressiva verursachen nicht selten eine unangenehme Mundtrockenheit. Meistens findet sich aber keine entsprechende Ursache.

Kopfschmerzen: Kopf- und Gesichtsschmerzen treten bei Fibromyalgie häufig auf. Bei den Kopfschmerzen handelt es sich meist um schwer zu behandelnde kombinierte Schmerzen mit unterschiedlichen Ursachen. Zur vielleicht schon seit jungen Jahren bestehenden Migräne gesellt sich ein Spannungskopfschmerz oder ein atypischer Gesichtsschmerz. Diese Schmerzen können extrem stark sein und sprechen bedauerlicherweise auf die klassischen Schmerzmittel nur sehr schlecht an. Die ebenfalls typischen dumpfen Dauerkopfschmerzen, die meist Ursachen im Bereich des Bewegungsapparates haben und durch Verspannungen im Nacken getriggert werden, können tagelang anhalten und werden als sehr quälend erlebt. Oft übertragen sich die Verspannungen auch auf die Kaumuskulatur. Kieferschmerzen und nächtliches Zähneknirschen sind die Folge.

Reizblase: Auch eine übersensible Blase, die sogenannte »Reizblase«, kann den Betroffenen das Leben schwermachen: häufiger Harndrang, Brennen beim Wasserlassen, ein Gefühl des Wundseins im Genitalbereich, Unterleibsschmerzen. Oft berichten Patientinnen von wiederkehrenden Blasenentzündungen in jungen Jahren. Eine Reizblase kann sich jedoch auch ohne entsprechende Vorgeschichte entwickeln. Die Symptome ähneln denen einer Infektion, pathogene Keime lassen sich aber nicht nachweisen. Die Beschwerden können den eigenen Aktionsradius deutlich einschränken. Hat man ständig die nächstgelegene Toilette im Blick, machen Aktivitäten keinen Spaß. Und der ohnehin schon gestörte Schlaf wird durch den häufigen Harndrang noch weniger erholsam.

Gestörte Kreislauf- und Temperaturregulation: Das autonome Nervensystem spielt bei der Herz-Kreislauf-Regulation eine entscheidende Rolle. Blutdruck und Herzfrequenz werden automatisch an die Bedürfnisse unseres Körpers angepasst, je nachdem, ob wir in Ruhe oder in Bewegung sind, ob wir entspannt sind oder uns gestresst fühlen. Diese Regulationsvorgänge laufen völlig autonom. Störungen in diesem Bereich finden sich bei Frauen mit Fibromyalgie leider relativ häufig. Das kann sich als vermehrtes Herzklopfen, Herzrasen, Schwindel oder Schwarzwerden vor Augen beim Aufstehen bemerkbar machen.

Auch die Temperaturregulation kann betroffen sein. Hitzewallungen oder Schwitzattacken können die Folge sein, ohne dass es immer »die Wechseljahre« sind. Viele Betroffene sind extrem kälteempfindlich. Verstärkte Wetterfühligkeit und Verschlimmerung aller Beschwerden bei bestimmten Wetterlagen wie dem z. B. in Bayern häufig vorkommenden Fön sind ebenfalls typisch.

Gestörtes Nervensystem, Reizüberempfindlichkeit: Häufig berichten Patientinnen von unangenehmen Empfindungen wie Brennen, Hautkribbeln (»Ameisenlaufen«) oder Taubheitsgefühlen an wechselnden Stellen des Körpers, ebenso von Zittern ohne organische Ursache. In Ruhe und vor allem beim Zubettgehen stellt sich nicht selten das quälende Bedürfnis ein, die Beine zu bewegen, was das Einschlafen behindert. Dieses als »Restless Legs« bezeichnete Symptom findet sich bei unterschiedlichen neurologischen Erkrankungen, wobei sich beim Fibromyalgiesyndrom eben typischerweise keine körperliche Ursache finden lässt.

Nahezu alle Patientinnen leiden unter einer mehr oder weniger stark ausgeprägten Überempfindlichkeit gegen äußere

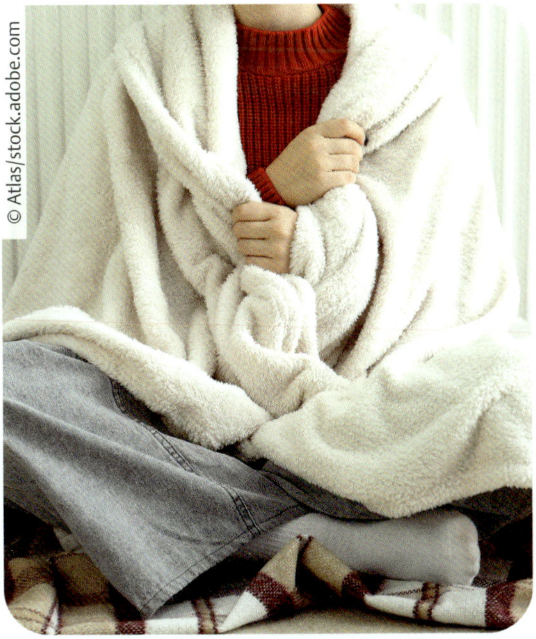

▲ Ist Ihnen oft kalt? Das kann an einer gestörten Temperaturregulation liegen.

Reize wie Geräusche, Gerüche oder helles Licht. Das kann so weit gehen, dass zu Hause die Räume abgedunkelt werden müssen und die Wohnung nur mit Sonnenbrille verlassen werden kann. Laute Stimmen und spielende Kinder triggern Kopfschmerzen, starke Gerüche verursachen Übelkeit. Das beeinträchtigt das soziale Leben natürlich zusätzlich.

Psychische Symptome – Henne oder Ei?

Bei all den geschilderten Symptomen, den chronischen Schmerzen und der veränderten Wahrnehmung von »Alltäglichem«, ist es nicht verwunderlich, dass bei vielen Betroffenen im Laufe der Erkrankung auch psychische Symptome auftreten können. Das reicht von Nervosität und zeitweiser Niedergeschlagenheit bis zur Ausbildung von schweren Angst- und Panikstörungen und Depressionen. Durch die massive Beeinträchtigung der Alltagsaktivitäten wird eben leider auch die Fähigkeit zur Selbstfürsorge und zur Krankheitsbewältigung immer weiter eingeschränkt.

Untersuchungen belegen, dass das Fibromyalgiesyndrom häufig von einer depressiven Störung oder einer Angststörung begleitet wird. Knapp 30 bis 70 Prozent der Erkrankten, so wird geschätzt, leiden gleichzeitig an einer Depression. Unbestritten begünstigen psychische Vorerkrankungen die Entwicklung chronischer Schmerzen: Depressive Menschen haben in der Regel eine erniedrigte Schmerzschwelle.

Klar ist jedoch: Nicht jede Patientin mit Fibromyalgie hat eine Depression und nicht jede depressive Patientin hat chronische Schmerzen. Manchmal sind die Grenzen fließend, eine saubere Abgrenzung ist in Einzelfällen nicht immer möglich. Aber eines ist unbestritten: Behandelt werden müssen beide Erkrankungen, andernfalls wird es keine nachhaltige Symptomlinderung geben.

Die Diagnose – nicht ganz einfach

Die Diagnose des Fibromyalgiesyndroms ist wegen der individuell sehr unterschiedlich ausgeprägten Beschwerden, der häufigen Begleiterkrankungen und der Vielschichtigkeit der Erkrankung nicht ganz einfach zu stellen. Leitlinien und Praxisleitfäden verschiedener Fachdisziplinen geben aber konkrete Handlungsempfehlungen.

Bereits 2016 hat das American College of Rheumatology (ACR) diagnostische Kriterien definiert, anhand deren das Fibromyalgiesyndrom eindeutig klassifiziert werden kann. In einem standardisierten Fragebogen werden der regionale Schmerzindex und der sogenannte »Symptomschwere-Score« ermittelt. Eine organische Erkrankung muss ausgeschlossen sein und die Beschwerden müssen länger als drei Monate bestehen.

Anamnese

Das Wichtigste ist und bleibt das ausführliche Gespräch, die sogenannte »Anamnese«. Dabei fragt der Arzt oder die Ärztin neben der Vorgeschichte auch nach bestehenden Erkrankungen und den aktuellen Beschwerden. Liegen die typischen Kernsymptome vor? Finden sich funktionelle Begleiterkrankungen? Gibt es Hinweise auf aktuelle emotionale Konflikte, außergewöhnliche Belastungssituationen oder psychische Erkrankungen? Fragebögen helfen bei der Einordnung der körperlichen und psychischen Symptome. Auch eine ausführliche Befragung zu eingenommenen Medikamenten gehört dazu, denn typische Symptome wie Muskelschmerzen sind nicht selten Nebenwirkungen von Medikamenten wie Cholesterinsenkern oder Aromatasehemmern.

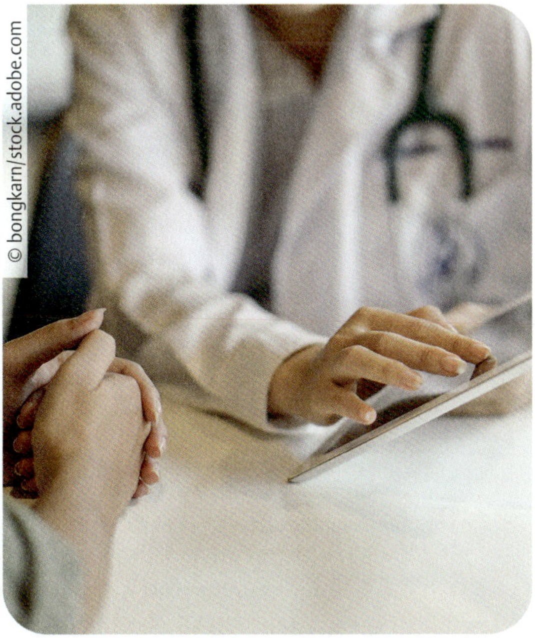

Fragebögen sind hilfreich bei der Einordnung der Fibromyalgie-Symptome.

Was ist noch wichtig?

Auf jeden Fall müssen die wichtigsten Krankheitsbilder mit ähnlicher Symptomatik ausgeschlossen werden, insbesondere entzündlich-rheumatische, orthopädische, neurologische oder auch endokrinologische Erkrankungen. Deshalb ist eine vollständige körperliche Untersuchung unerlässlich. Mittels einer Blutuntersuchung sucht der behandelnde Arzt oder die Ärztin nach Entzündungszeichen, einer Störung der Schilddrüsenfunktion und anderen Auffälligkeiten. Auch die Messung des Vitamin-D-Spiegels gehört dazu: Ein Mangel ist beim Fibromyalgiesyndrom überproportional häufig zu finden und muss in jedem Fall mitbehandelt werden. Weitere technische Untersuchungen werden nur dann durchgeführt, wenn sich Hinweise auf eine organische Erkrankung ergeben.

Schmerz hat viele Ursachen

Gerade für Schmerzen im Bereich des Bewegungsapparates finden sich meist mehrere »Player«. Am häufigsten sind sicherlich Schmerzen, die die Muskeln und Faszien betreffen. Verspannungen im Bereich der Muskeln und Sehnen sind meist eine Folge von Fehlhaltungen, Verletzungen oder Überbeanspruchung. Auch negativer Stress und Bewegungsmangel sind häufige Gründe. Typisch ist hier der lokalisierte Schmerz, der nicht durch den ganzen Körper mäandert, wie das bei Fibromyalgie häufig der Fall ist.

Abnützungsbedingte Veränderungen an Knochen und Gelenken, die sogenannte Arthrose, finden sich ab einem gewissen Alter bei uns allen. Nur – manche Menschen haben trotzdem keine Schmerzen, andere hingegen schon. Nicht selten lässt sich die Schmerzintensität nicht mit den in der Bildgebung diagnostizierten Befunden erklären. Ist dies der Fall, kann es sein, dass ein Fibromyalgiesyndrom die Ursache ist. Dann wird die Behandlung eine deutlich andere sein als bei Arthrose.

Die Psyche im Blick

Fibromyalgie wird nicht selten von einer depressiven Störung oder einer Angsterkrankung begleitet. Diese sollte ggf. immer mitbehandelt werden. Es verbessert die Lebensqualität und kann die Heilungschancen deutlich erhöhen. Fragebögen helfen beim Screening auf Depression und Angsterkrankungen. Sie ersetzen aber nicht das vertrauensvolle Gespräch mit der Hausärztin oder der Psychologin.

Das Fibromyalgiesyndrom ist auch nicht pauschal mit einer somatoformen Schmerzstörung gleichzusetzen. Aber eine Abgrenzung kann schwierig sein, insbesondere, wenn emotionale Konflikte oder psychosoziale Probleme im Raum stehen. Ein Burnout beispielsweise kann ebenfalls mit Antriebsmangel, verminderter Belastbarkeit und Schmerzsensibilisierung einhergehen. In unklaren Fällen sollten Sie immer einen Spezialisten in die Diagnosefindung mit einbeziehen.

Warum bekommt man Fibromyalgie?

Die Ursachen für die Erkrankung sind vermutlich multifaktoriell. Das bedeutet, es gibt nicht den einen Grund, warum ein Mensch an Fibromyalgie erkrankt. Ein paar Puzzleteile finden sich dennoch.

Die Entstehung von Fibromyalgie wird, wie wir inzwischen wissen, durch ein Zusammenspiel verschiedener biologischer, psychischer und sozialer Faktoren beeinflusst. Aufgrund dieser Vielschichtigkeit lässt sich meist kein einzelner, eindeutiger Auslöser für die Krankheit benennen. In den letzten Jahren haben sich zudem einige Risikoindikatoren herauskristallisiert, die mit dem Fibromyalgiesyndrom in Zusammenhang gebracht werden.

Risikofaktoren sind häufig Vorerkrankungen

Zu den Risikofaktoren des Fibromyalgiesyndroms gehören Vorerkrankungen wie entzündlich-rheumatische Krankheiten und depressive Störungen, Übergewicht, mangelnde körperliche Aktivität, körperliche oder sexuelle Misshandlung, ein Vitamin-D-Mangel, Rauchen sowie eine genetische Variante im Erbgut, in der Fachsprache Genpolymorphismen des 5HT2-Rezeptors genannt.

Nicht immer ist klar, ob es sich um ein Begleitphänomen oder eine tatsächliche Ursache handelt. Beispiele: Schmerzen schränken die Bewegungsfreude ein und führen deshalb häufig zu Übergewicht. Ein erniedrigter Vitamin-D-Spiegel kann auch durch eine schmerzbedingt reduzierte körperliche Aktivität im Freien erklärt werden. Und eine Depression führt meist zu Schlafstörungen und einer erniedrigten Schmerzschwelle.

Nachgewiesene Funktionsstörungen

Auch wenn es immer noch keine zuverlässigen Marker gibt, die Fibromyalgie nachweisen, hat man doch ein paar Auffälligkeiten auf der Suche nach dem »Warum« gefunden. Unklar ist allerdings, ob es sich dabei um Auslöser der Erkrankung, Begleiterscheinungen anderer Prozesse oder lediglich Anpassungsreaktionen des Körpers auf negativen Stress handelt. Möglicherweise repräsentieren die im Folgenden aufgeführten Untersuchungsbefunde auch einzelne Untergruppen des Fibromyalgiesyndroms.

Erkrankte Nervenfasern

Bei Fibromyalgie lässt sich nicht selten eine veränderte Dichte von sogenannten nicht myelinisierten Nervenfasern in der Haut nachweisen. Diese spielen eine wichtige Rolle bei der Schmerzwahrnehmung und Schmerzleitung. Allerdings müssen für diesen Befund Gewebeproben entnommen werden, was nicht zum Standardrepertoire in der Abklärung gehört. Elektrophysiologische Untersuchungen erbrachten Hinweise auf eine Funktionseinschränkung dünner Nervenfasern, auch »Small-Fiber-Neuropathie« genannt. Diese Veränderungen findet man aber auch bei anderen chronischen Schmerzerkrankungen, z. B. bei Nervenschmerzen nach einer abgelaufenen Gürtelrose. Bei nicht schmerzhaften neurologischen Erkrankungen wie dem Morbus Parkinson sind diese Befunde manchmal ebenfalls nachzuweisen. Eine Small-Fiber-Neuropathie findet sich zudem bei zahlreichen autoimmunen (z. B. Lupus erythematodes), toxischen (z. B. Alkoholmissbrauch), metabolischen (z. B. Diabetes mellitus) und seltenen erblich bedingten Erkrankungen. Das bedeutet, diese Veränderungen sind nicht spezifisch für das Fibromyalgiesyndrom.

Fehlregulierung des vegetativen Nervensystems

Funktionsuntersuchungen, die die Regulierung des vegetativen Nervensystems widerspiegeln, geben bei Patientinnen mit Fibromyalgie indirekte Hinweise auf Störungen im Bereich des Herz-Kreislauf-Systems. Es ließ sich bei ihnen beispielsweise eine verminderte Anpassungsfähigkeit der Herzfrequenz in Ruhe und Belastung nachweisen. In weiterführenden Herz-Kreislauf-Untersuchungen zeigte sich außerdem in 47 von 70 Studien eine sehr starke Aktivität des Sympathikusnervs, also des »Stressnervs«. Man nennt dieses Phänomen »sympathikotone Prädominanz«. In 10 Studien fand sich eine allgemeine Funktionsstörung des vegetativen Nervensystems (Seite 26/27).[5]

Fibromyalgie und Long Covid: Besteht ein Zusammenhang?

Es wird seit der Coronapandemie eine zunehmende wissenschaftliche Diskussion darüber geführt, ob Long Covid wirklich eine eigenständige Erkrankung ist oder in Wahrheit eine Variante des Fibromyalgiesyndroms darstellt.[6]

Auch beim Long-Covid-Syndrom liegen die Ursachen noch im Dunkeln. Es existieren deutliche Überschneidungen der beiden Erkrankungen, sowohl was die Symptome als auch was die klinischen Befunde betrifft. Dazu gehören beispielweise die Erschöpfung und auf körperlicher Ebene die ausgeprägte Regulationsstörung des autonomen Nervensystems sowie das Vorliegen von Autoantikörpern.

Autoantikörper

Ein besonders spannender Befund sind die bei beiden Erkrankungen häufig nachzuweisenden Autoantikörper. Genauer gesagt handelt sich um sogenannte funktionale Autoantikörper (fAABs) gegen G-Protein-gekoppelte Rezeptoren.

Unterschiedliche funktionale Autoantikörper lassen sich bei den meisten Betroffenen mit Fibromyalgie finden. Die durch die Coronapandemie massiv intensivierten Forschungsarbeiten haben diese Autoantikörper sozusagen als »Nebenprodukt« zutage gefördert. Sehr häufig lassen sich genau diese Autoantikörper auch bei Long Covid und beim Chronic-Fatigue-Syndrom nachweisen. So konnten in einer Studie aus dem Jahr 2021 an der Charité in Berlin bei allen untersuchten Patientinnen und Patienten mit einem Long-Covid-Syndrom entsprechende funktionale Autoantikörper nachgewiesen werden.[7] Manchmal finden sie sich auch bei anderen Erkrankungen wie etwa der Multiplen Sklerose.[8] Eine Gemeinsamkeit dieser Erkrankungen ist die deutliche Erschöpfung und eine verminderte Leistungsfähigkeit. Gesunde Kontrollpersonen weisen diese Autoantikörper nur zu einem sehr geringen Prozentsatz auf. Die Forschungsergebnisse lassen also einen ursächlichen Zusammenhang mit den klinischen Symptomen vermuten.

Warum sind Autoantikörper ein Problem?

Alle Organfunktionen und Stoffwechselvorgänge, ja sogar unsere Emotionen werden durch Botenstoffe beeinflusst und gesteuert. So kann unser Körper beispielsweise in Sekunden die Durchblutung und den Herzschlag an aktuelle Bedürfnisse anpassen. Für jeden Botenstoff existieren passgenaue Bindungsstellen, die Rezeptoren. Dockt der entsprechende Botenstoff hier an, vermittelt der Rezeptor die definierte Wirkung. Diese Rezeptoren sind in den verschiedensten Funktionsbereichen des Körpers lokalisiert. In besonders hoher Dichte finden sie sich im Nervensystem und in den Blutgefäßen. Sie sind entscheidend an der Regulierung der Durchblutung von Muskeln und Organen beteiligt, aber auch an der Wahrnehmung von Schmerzen.

(Fortsetzung Seite 28)

Das vegetative Nervensystem

Es steuert, ohne dass wir es bewusst wahrnehmen, alle unsere lebensnotwendigen Körperfunktionen wie Kreislauf, Atmung und Verdauung: das vegetative Nervensystem, auch »autonomes Nervensystem« genannt.

Unser vegetatives Nervensystem setzt sich aus drei Anteilen zusammen: dem Sympathikus, dem Parasympathikus und dem enterischen Nervensystem.

Das enterische Nervensystem ist ein komplexes Nervengeflecht, das den gesamten Verdauungstrakt durchzieht. Es wird oft auch als »Darmhirn« oder »second brain« bezeichnet und reguliert die gesamte Verdauung.

Sympathische und parasympathische Nervenfasern finden sich in allen Organen und Funktionskreisläufen des Körpers. Dabei sind Sympathikus und Parasympathikus klassische Gegenspieler.

Der Sympathikus versetzt unseren Körper bei tatsächlicher oder gefühlter Belastung in Bruchteilen von Sekunden in Leistungsbereitschaft – evolutionsgeschichtlich eine »Kampf-oder-Flucht-Reaktion«. Deshalb wird er auch oft als »Stressnerv« bezeichnet. Er beeinflusst vor allen Dingen die glatte Muskulatur der Blutgefäße und die Drüsen. So erhöhen sich Blutdruck und Herzfrequenz, die Muskulatur wird vermehrt durchblutet. Die Bronchien erweitern sich, die Atemfrequenz wird erhöht und auch der Blutzuckerspiegel steigt. So steht dem Körper mehr Sauerstoff und Energie zu Verfügung. Auch die Sinne werden geschärft, die Pupillen weit gestellt.

Der Parasympathikus: In Ruhephasen dominiert sein Gegenspieler, das parasympathische System mit seinem Hauptnerv, dem **Nervus vagus**. Er vermittelt vorwiegend Körperfunktionen, die den Stoffwechsel anregen und die Erholung unterstützen. Der Herzschlag wird verlangsamt, der Blutdruck gesenkt. Der Vagusnerv besitzt großen Einfluss auf das enterische Nervensystem und fördert Verdauungsvorgänge.

Die Steuerung des vegetativen Nervensystems erfolgt in höheren Zentren des

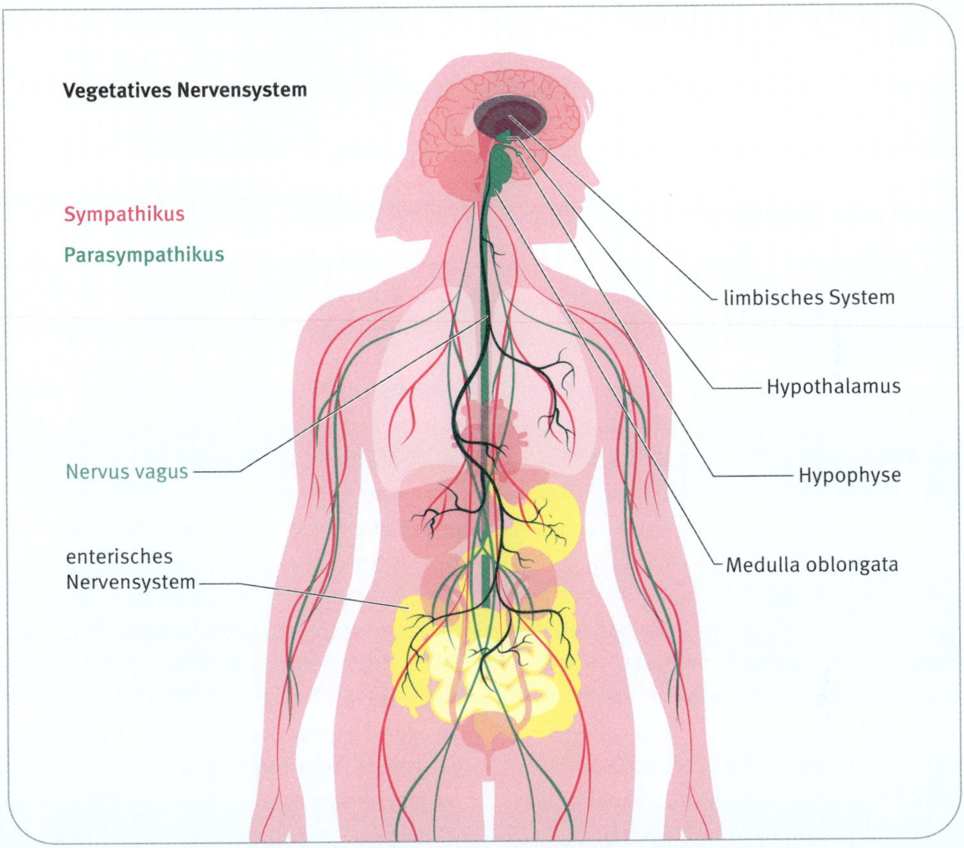

zentralen Nervensystems. Das limbische System, zuständig für Emotionen, Lernvorgänge und Gedächtnisbildung, ist die oberste Schaltzentrale. Der Hypothalamus ist das wichtigste direkte Steuersystem. Eine seiner Kernaufgaben ist die Konstanthaltung von Blutdruck und Körpertemperatur. Er reguliert zudem die Hormonausschüttung der Hypophyse und unsere Nahrungszufuhr. Am unteren Ende des Hirnstamms sitzt die Medulla oblongata. Sie passt Kreislauf und Atmung an den aktuellen Bedarf an. Von hier ziehen die Nervenbahnen in alle Teile des Körpers. Die Nervenzellen kommunizieren über unterschiedliche Botenstoffe wie Adrenalin oder Serotonin miteinander.

Das vegetative Nervensystem

Bildet unser Körper aus irgendeinem Grund nun Antikörper – sogenannte Autoantikörper – gegen diese Rezeptoren, so ist deren Funktion beeinträchtigt. Die Autoantikörper blockieren die Bindungsstellen zeitweilig oder auch dauerhaft, entfalten aber keine Wirkung. Die Folgen sind schnell spürbar: Der Körper kann dann beispielsweise auf körperliche Anstrengung nicht entsprechend mit einer Anpassung von Herzfrequenz und Durchblutung reagieren. Dies konnten Studien zum Chronic-Fatigue-Syndrom bestätigen. Die normalerweise fein ausbalancierte Gefäßregulation ist nachhaltig gestört. Dieses gestörte Gleichgewicht im Bereich der Organe und der Muskulatur könnte ein Grund für die oft verminderte körperliche Belastbarkeit und die eingeschränkte Regenerationsfähigkeit sein. Der verminderte Blutfluss im Bereich der kleinsten Hirngefäße könnte somit für das Phänomen des »Brain Fog« mit verantwortlich sein. Es bedarf aber weiterer Studien, um diese Hypothese zu untermauern.

Eine Forschungsgruppe der Universität Würzburg veröffentlichte im Jahr 2025 neue Untersuchungsergebnisse zum Thema Autoantikörper bei Fibromyalgie: So fanden sich in einer Studie bei über 35 Prozent der Betroffenen Autoantikörper gegen Strukturen des peripheren Nervensystems. Dabei zeigte sich ein Zusammenhang zwischen den betroffenen Strukturen und Symptomen wie Schmerzintensität oder brennenden Schmerzen.[9]

Veränderter Serotoninstoffwechsel

Serotonin wird oft als Glückshormon bezeichnet. Der Botenstoff beeinflusst aber ganz unterschiedliche Systeme in unserem Körper wie den Darm oder die Blutgefäße, je nachdem, an welchen Rezeptortyp er bindet. Es gibt sieben Gruppen von Serotoninrezeptoren mit unterschiedlichen Wirkungen. Zu den bekanntesten Wirkungen des Serotonins zählt jedoch sein Einfluss auf das zentrale Nervensystem (ZNS) und somit auf unsere Stimmungslage. Es vermittelt uns das Gefühl der Gelassenheit, der inneren Ruhe und der Zufriedenheit. Gleichzeitig macht es uns wacher und verändert unsere Bewertung von Schmerzen, d. h., Schmerzreize werden abgeschwächt wahrgenommen. Daneben dämpft Serotonin Angstgefühle, Aggressivität, Kummer und das Hungergefühl. Ein Mangel an diesem Botenstoff führt häufig zu depressiven Verstimmungen oder auch zu Angststörungen.

In Studien fand sich bei einigen Menschen mit Fibromyalgie eine genetische Variation des Serotoninrezeptors 5-HT2 im zentralen Nervensystem.[10] Die Folge ist eine verminderte Konzentration des Botenstoffes Serotonin. Viele Antidepressiva wie auch das bei Fibromyalgie häufig verordnete Amitriptylin erhöhen die Konzentration von Serotonin und verbessern dessen Verfügbarkeit im Gehirn. So erklärt man sich die positiven Effekte dieses Medikaments auf die Stimmungslage und andere typische Beschwerden bei Fibromyalgie, selbst wenn keine begleitende Depression vorliegt.

Periphere und zentrale Sensibilisierung

Mit Hilfe der Mikroneurografie, bei der die Aktivität von Nervenfasern gemessen wird, ließ sich bei Fibromyalgie eine Überaktivität der schmerzleitenden Nerven an den Extremitäten nachweisen – ein Hinweis auf die periphere Sensibilisierung des Schmerznetzwerks. Möglicherweise besteht also eine Funktionsstörung der Schmerzrezeptoren (Nozizeptoren, Abb. Seite 36), was vor allem die tief im Gewebe empfundenen Schmerzen gut erklären würde.

In neueren Studien ließen sich bei Menschen, die unter chronischen Schmerzen leiden, strukturelle Veränderungen und eine veränderte Aktivität in Hirnregionen, die für Schmerzverarbeitung von Bedeutung sind, nachweisen. So finden sich in PET-Analysen bei Fibromyalgiepatientinnen Veränderungen im Hippocampus, einer wichtigen Schaltzentrale im limbischen System (Abb. Seite 36). Dieser spielt eine entscheidende Rolle bei der Wahrnehmung von Stress und bei der Gedächtnisbildung. Chronische Schmerzen und damit einhergehend auch chronischer Stress können also strukturelle und funktionelle Veränderungen im Gehirn verursachen. Folge ist eine veränderte Schmerzverarbeitung. Chronische Schmerzen führen dazu, dass unser Gehirn ein Schmerzgedächtnis ausbildet. Dadurch reagieren wir immer sensibler auf Schmerzreize. Man spricht von »zentraler Sensibilisierung«. Mehr dazu erfahren Sie im Kapitel »Wenn Schmerz zum Alltag gehört« (Seite 31).

Biopsychosoziales Modell – die ganzheitliche Sichtweise

Um die vielschichtigen Ursachen bei der Entstehung und Chronifizierung von Krankheiten zu berücksichtigen, wurde das Biopsychosoziale Modell (BPS-Modell) entwickelt. Es bildet die ganzheitliche Sicht auf eine Erkrankung ab. Die Kernidee dabei ist, dass das Zusammenwirken von körperlichen, psychischen und sozialen Faktoren mit ihren komplexen Wechselwirkungen Einfluss auf die Entstehung und Aufrechterhaltung von Krankheiten nimmt (Abb. Seite 30). Genetische und lerngeschichtliche Prädispositionen spielen ebenso eine Rolle.

Was bedeutet das in Hinblick auf die Symptomvielfalt? Jeder Mensch hat eine ganz individuelle genetische Ausstattung, diese ist unabänderlich. Im Laufe seines Lebens wird er durch verschiedenste Erfahrungen geprägt, lernt daraus und entwickelt seinen eigenen Umgang damit. Beispiele sind der Umgang mit Krankheit im Elternhaus oder traumatische Erlebnisse. Kommen nun belastende Faktoren wie z. B. familiäre Sorgen, eine hohe Arbeitsbelastung oder eine akute

Erkrankung hinzu, wird der Organismus je nach körperlichen Voraussetzungen und Disposition reagieren und Symptome entwickeln. Bei der einen Patientin steht der Schmerz ganz im Vordergrund, die andere leidet vor allen Dingen unter Schlafproblemen und Erschöpfung.

Das BPS-Modell hilft, die große Variabilität der vegetativen, hormonell bedingten und zentralnervösen Symptome bei Fibromyalgie zu erklären. Auch für den Schmerz gilt: Schmerz ist ein psychophysiologisches Gesamtgeschehen. Psychische und soziale Faktoren spielen bei der Entstehung und Wahrnehmung von Schmerzen ebenso eine Rolle wie körperliche Zusammenhänge. Das Ausprägungsmuster ist dadurch sehr variabel. Gemeinsames Ergebnis ist aber immer eine Störung der zentralen Schmerzverarbeitung und Schmerzwahrnehmung.

Das biopsychosoziale Modell: Viele Faktoren haben Einfluss auf die Entstehung von Krankheiten

BIO

- genetische Veranlagung
- Alter, Geschlecht
- bestehende Begleiterkrankungen
- Folgezustände durch frühere Erkrankungen/Traumata

SOZIAL

- soziales Umfeld (Familie, Arbeit, Beziehungen)
- Lebensverhältnisse
- kulturelle Identität

CHRONISCHER SCHMERZ

PSYCHO

- emotionaler Zustand
- Selbstwertgefühl
- psychische Erkrankungen (z. B. Depression, Ängste)
- Bewältigungsstrategien/Resilienz
- mögliche Belastung durch Erleben von psychischer und physischer Gewalt
- Lernerfahrungen (z. B. Umgang mit Krankheit)

Wenn Schmerz zum Alltag gehört

Nach aktuellem Stand der Forschung ist Fibromyalgie eine chronische Schmerzerkrankung. Schmerzkontrolle und -verarbeitung im Körper sind nachhaltig gestört. Was bedeutet das nun genau?

Die anhaltenden und immer wiederkehrenden Schmerzen bei Fibromyalgie werden von den medizinischen Fachgesellschaften nicht mehr als Symptom der Erkrankung gesehen. Vielmehr ist der Schmerz selbst die Erkrankung. Der Körper hat ein Problem mit der adäquaten Bewertung von Reizen: Körpersignale, die gesunde Menschen nicht als schmerzhaft empfinden, werden als Schmerz wahrgenommen.

Fibromyalgie – der Schmerz ist die Erkrankung

Grund für die chronischen Schmerzen ist eine Störung der endogenen Schmerzkontrolle und der zentralen Schmerzverarbeitung, wie zahlreiche neue Studien belegen. Beides hat Auswirkungen darauf, wie wir Schmerzen wahrnehmen. So wurde beim Fibromyalgiesyndrom eine im Vergleich zu gesunden Probanden deutlich erniedrigte Schmerzschwelle für thermische, elektrische, chemische Reize und Druck nachgewiesen. Zahlreiche Untersuchungen belegen zudem, dass chronische Schmerzerkrankungen wie Fibromyalgie mit strukturellen und funktionellen Veränderungen im neuronalen Schmerznetzwerk einhergehen. Vermutlich führt der chronisch erhöhte Schmerzinput aus der Peripherie des Körpers nach und nach zu strukturellen Veränderungen in unserem Gehirn: Bereiche, die mit Schmerzwahrnehmung, Angst und Stress in Verbindung stehen, sind aktiver und häufiger auch messbar vergrößert. Die Folge ist eine veränderte Signalverarbeitung und Schmerzbewertung. Diese allgemeine Fähigkeit des Gehirns, sich zu verändern, nennt man »Neuroplastizität« (Seite 61).

Chronischer Schmerz beeinträchtigt die Lebensqualität

Wenn Schmerzen länger als drei Monate anhalten oder im Laufe von drei Monaten ständig erneut auftreten, sprechen wir von chronischen Schmerzen. Sie zeichnen sich dadurch aus, dass die Schmerzintensität nicht zwingend mit körperlichen Veränderungen zusammenhängt. Typisch für chronische Schmerzen ist auch ihre Unberechenbarkeit. Sie kommen und gehen oft ohne erkennbaren direkten Auslöser. Anhaltender Stress, Emotionen, eine eingeschränkte Fähigkeit zur Selbstfürsorge und weitere belastende Lebensumstände spielen dabei allerdings eine wichtige Rolle.

Welche Risikofaktoren gibt es für eine Chronifizierung von Schmerzen?

Es sind keine körperlichen Veränderungen, sondern eher psychische Faktoren, die Schmerzen zu einem dauerhaften Zustand werden lassen können:

- Depressivität
- berufs- und arbeitsbezogener negativer Stress
- schmerzbezogene Denk- und Wahrnehmungsprozesse und daraus abgeleitetes Verhalten: negatives Denken (Worst-Case-Denken), daraus folgendes Gefühl der Hilflosigkeit und Hoffnungslosigkeit, Angstvermeidungsverhalten, ausgeprägtes Schonverhalten

In der Schmerzspirale

Chronische Schmerzen beeinträchtigen ohne Zweifel unsere Lebensqualität. Sie wirken sich nicht nur negativ auf das körperliche Wohlbefinden aus, sondern stören auch unser seelisches Gleichgewicht.

Zu Beginn arrangiert man sich vielleicht. Man hofft, dass die Schmerzen schon wieder vergehen werden. Fachärztinnen oder -ärzte werden konsultiert, die Physiotherapie und Schmerzmittel verschreiben. Wenn aber nichts so richtig hilft, schleicht sich irgendwann Resignation und vielleicht auch Wut ein: »Es hat ja sowieso alles keinen Sinn ...« Die Frustration wirkt sich auf den Alltag und die Selbstfürsorge aus. Betroffene ziehen sich zurück, vermeiden körperliche Aktivität aus Sorge, dass diese die Schmerzen noch verstärken könnte. Ein eher passiver und ungesunder Lebensstil ist die Folge. Schmerzen und Erschöpfung verhindern zunehmend eine soziale und berufliche Teilhabe. Die Stigmatisierung und die Einschränkungen, die Betroffene erfahren, treiben die Negativspirale weiter an.

Warum entsteht Schmerz?

Akuter Schmerz hat eine wichtige Funktion: Er dient als Schutzmechanismus und Warnung vor möglicher Schädigung unseres Körpers und zeigt bestehende Gewebsschäden an. Schmerz ist die Reaktion auf alles, was von unserem Gehirn als potenzielle Gefahr eingestuft wird. Schmerzen werden aber erst nach der Überprüfung und Bewertung durch die im Gehirn lokalisierten Anteile des neuronalen Schmerznetzwerks für uns spürbar. Das bedeutet: Selbst starke Schmerzen bestehen nur deshalb, weil unser Gehirn für den Körper eine – oft vermeintliche – Gefährdung ausgemacht hat. Umgekehrt bedeutet das: Wenn das Gehirn entschieden hat, dass keine Gefahr besteht, fühlen wir auch keine Schmerzen.

Besonders für chronische Schmerzen gilt: Die Intensität des Schmerzes ist dabei nicht zwingend vom Ausmaß der Gewebeschädigung abhängig. In einigen Fällen finden sich gar keine krankhaften Veränderungen im schmerzhaften Bereich. Ein besonders eindrückliches Beispiel hierfür ist der sogenannte »Phantomschmerz«. Ein nicht mehr vorhandener Körperteil, z. B. ein durch einen Unfall abgetrennter Unterschenkel, verursacht auch nach Monaten und Jahren noch heftigste Schmerzen. Der Schmerz hat seine ursprüngliche Warnfunktion längst verloren, er führt nun sozusagen ein Eigenleben.

Unser Gehirn ist also der Ursprung jeder Schmerzempfindung. Interessant dabei ist, dass körperliche Schmerzen und negative Gefühle wie Trauer, Verzweiflung oder Hoffnungslosigkeit dieselben Hirnareale aktivieren, wie Studien mittels Kernspintomographie (MRT) zeigen.

Wie entstehen Schmerzen? Um effektive Strategien gegen den Schmerz entwickeln zu können, müssen wir zuerst einmal verstehen, wie Schmerzen – vor allen Dingen chronische Schmerzen – entstehen.

Fast überall in unserem Körper finden sich die bereits erwähnten Schmerzrezeptoren, auch Nozizeptoren genannt. Dabei handelt es sich um freiliegende sensorische Nervenendigungen, die bei erfolgter oder drohender Gewebsschädigung elektrische Impulse ans Rückenmark schicken. Es gibt Nozizeptoren, die auf mechanische Reize reagieren, andere reagieren auf Kälte, Hitze oder chemische Reize. Eine spezielle Gruppe, die sogenannten »stummen« Nozizeptoren, sind im gesunden Gewebe gar nicht erregbar. Sobald sich aber eine Entzündung im Gewebe ausbildet, beispielsweise durch eine bakterielle Infektion, reagieren sie extrem empfindlich.

Über das Rückenmark werden die elektrischen Impulse ins Gehirn weitergeleitet. Die Signale durchlaufen dabei mehrere Stationen (Abb. Seite 36). Der oberhalb des Rückenmarks gelegene Hirnstamm ist für lebensnotwendige Reflexe verantwortlich, wie etwa das Wegziehen der Hand von der heißen Herdplatte.

Über dem Hirnstamm befindet sich der Hypothalamus. Er ist an der Steuerung zahlreicher physischer und psychischer Vorgänge beteiligt. In Gefahrensituationen wird hier die Hypothalamus-Hypophysen-Nebennierenrinden-Achse aktiviert. Das sympathische Nervensystem wird maximal hochgefahren (Abb. Seite 27). Innerhalb von Sekunden wird der Körper über die Ausschüttung von Stresshormonen wie Adrenalin und Cortison in die Lage versetzt, auf eine Gefahrensituation schnell zu reagieren. Puls und Blutdruck steigen und die Atmung wird beschleunigt, sodass es zu einer besseren Sauerstoffversorgung der Muskulatur kommt. Ist die Gefahr vorüber, entspannt sich das System wieder.

Immer wiederkehrende Schmerzen verhindern aber eine Entspannung. Denselben negativen Effekt hat auch chronischer Stress. Die Folge ist eine dauerhaft erhöhte Sympathikusaktivität mit all den entsprechenden Langzeitfolgen wie erhöhter Schmerzempfindlichkeit, Muskelverspannungen, Bluthochdruck oder Schlafstörungen.

Im Thalamus, einem Teil des Zwischenhirns, laufen alle Informationen der aufsteigenden Nervenbahnen zusammen, werden miteinander verschaltet, verarbeitet und gefiltert. Er schützt unser Großhirn vor Reizüberflutung. Deshalb wird er auch das »Tor zum Bewusstsein« genannt (Abb. Seite 36). Der Thalamus ist Teil des komplexen limbischen Systems, einer funktionellen Einheit verschiedener Gehirnareale des Großhirns und darunterliegender Anteile. Auch die Amygdala ist Teil des limbischen Systems. Sie ist zuständig für die Gefühle Angst und Furcht sowie die emotionale Bewertung und Wiedererkennung von Situationen. Die Amygdala verknüpft Ereignisse mit Emotionen, ein sehr wichtiger Punkt beim Thema chronischer Schmerz. Im limbischen System entstehen unsere Gefühle, unsere bewussten Empfindungen und emotionalen Reaktionen. Hier wird der Schmerz emotional bewertet. Erst dort wird beispielsweise die Angst vor dem Schmerz generiert.

Wie werden Schmerzen chronisch?

Beim Fibromyalgiesyndrom wie auch bei anderen chronischen Schmerzerkrankungen findet man häufig keinen körperlichen Befund, der das Ausmaß der Schmerzen schlüssig erklärt. Möglicherweise zeigen die Untersuchungsbefunde eine Vorwölbung der Bandscheiben oder eine leichte Arthrose. Diese Veränderungen können aber oft nicht ausreichend erklären, warum eine Person so starke Schmerzen hat. Also ist alles nur Einbildung? Mitnichten! Der Grund liegt darin, dass chronische Schmerzen meist durch Veränderungen im Bereich des peripheren und des zentralen Nervensystems entstehen. Und diese Veränderungen entziehen sich weitgehend der direkten Betrachtung. Indirekte Hinweise finden sich allerdings genügend.

So verglich eine Arbeitsgruppe der Ruhr-Universität Bochum die kernspintomographischen Aufnahmen der Gehirne von Menschen mit Fibromyalgie mit denen gesunder Kontrollpersonen. Besonderes Augenmerk legten sie auf das Volumen der grauen Substanz in verschiedenen schmerzverarbeitenden Gehirnarealen und auf die weiße Substanz, welche den Faserverbindungen zwischen den Nervenzellen entspricht.[11] Signifikante Unterschiede fanden sich vor allem in Regionen, die mit der Verarbeitung und emotionalen Bewertung von Schmerzen in Verbindung stehen. Regionen, die für die Schmerzhemmung verantwortlich sind, waren bei den Betroffenen signifikant verkleinert. Auch andere Teile des neuronalen Schmerznetzwerks wie z. B. der Thalamus – der wichtigste Knotenpunkt der neuronalen Schmerzverarbeitung – wiesen deutliche strukturelle Veränderungen auf. Die Abweichungen in der weißen Substanz deuten ebenso auf eine veränderte Reizleitung von Schmerzsignalen bei Fibromyalgie hin.

Sensibilisierung des Schmerznetzwerks

Schmerzen, die immer wiederkehren, führen zu einer Sensibilisierung des peripheren und zentralen Nervensystems. Das bedeutet, dass Reize, die normalerweise keine Schmerzen verursachen, als schmerzhaft wahrgenommen werden. Dieses Phänomen bezeichnet man als »Allodynie«. Von »Hyperalgesie« spricht man, wenn ein Reiz, der zuvor nur leichte Beschwerden verursacht hat, plötzlich starke Schmerzen auslöst. Das Ende vom Lied: Der so generierte Schmerz stimmt nicht mehr mit der Körperrealität überein, das Warnsignal Schmerz verliert seine eigentliche Aufgabe.

Doch was verursacht diese zunehmende Schmerzempfindlichkeit? Die veränderte Schmerzwahrnehmung beginnt schon in der Körperperipherie: Unsere Nozizeptoren feuern zu schnell und zu lange. Unterschiedliche Botenstoffe wie der Nervenwachstumsfaktor (NGF) und entzündungsfördernde Zytokine werden hauptsächlich dafür verantwortlich gemacht. Den Vorgang bezeichnen wir als »periphere Sensibilisierung«.

Die zentrale Sensibilisierung umfasst alle im Gehirn lokalisierten Veränderungen. Das thalamo-kortikale System (Thalamus, Großhirnrinde und deren Verbindungen) einschließlich der Amygdala wird zu häufig und zu schnell aktiviert. Es wandelt die Signalflut in bewusst wahrgenommenen Schmerz um. Die übermittelten Signale werden im Gehirn zudem verändert bewertet: Der Körper befindet sich scheinbar grundlos in einem anhaltenden »Gefahrenmodus« und eine Hemmung oder Herabregulierung der Signale findet nicht

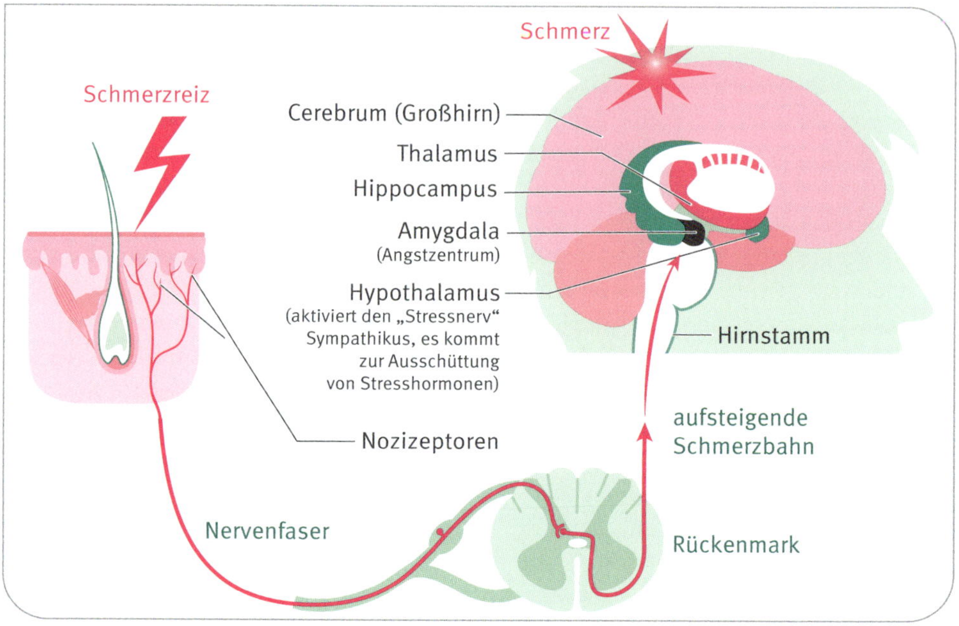

▲ Wie Schmerz entsteht

mehr statt. Strukturelle Veränderungen im Bereich der Großhirnrinde, dem Cortex, sind möglicherweise für die Störung der körpereigenen Schmerzkontrollsysteme mit verantwortlich. Insbesondere auch die vom Gehirn zum Rückenmark absteigende Hemmung von Schmerzsignalen scheint nicht mehr zu funktionieren: Während bei Gesunden die Schmerzleitung im Rückenmark durch gezielte Nervenimpulse von höhergelegenen Zentren dauerhaft kontrolliert wird, findet diese Hemmung bei chronischen Schmerzen nicht in ausreichendem Maße statt.

Schmerzgedächtnis – warum Schmerzen bleiben

Um möglichst schnell auf eine potenzielle Schädigung des Körpers reagieren zu können, speichert unser Gehirn Schmerzereignisse ab. Dies beinhaltet nicht nur den Auslöser und die Situation, in der das Schmerzereignis stattfand, sondern auch die damit verbundenen Gefühle. Wiederholen sich diese schmerzauslösenden Ereignisse, werden sie wiedererkannt und vom Gehirn als besonders bedrohlich eingestuft. Folge: Die Schmerzwahrnehmung wird verstärkt und unser Körper reagiert schneller auf den potenziellen Schmerztrigger. Untersuchungen haben zudem gezeigt, dass bei Frauen das Schmerzgedächtnis tendenziell schneller aktiviert wird als bei Männern. Man vermutet einen hormonellen Zusammenhang, denn Testosteron senkt die Schmerzempfindlichkeit, während Östrogen das Gegenteil bewirkt.

Mit der Zeit bringen wir mit dem Schmerzereignis unwillkürlich immer mehr Situationen in Zusammenhang, in denen Schmerzen aufgetreten sind. Daraus entwickelt sich eine immer größere negative Erwartungshaltung. Bestimmte Tätigkeiten oder Ereignisse verknüpfen wir untrennbar mit dem Auftreten von Schmerzen. Schlussendlich genügt irgendwann allein der Gedanke an den gefürchteten Schmerz, um ihn auszulösen. Dann braucht es keinen Schmerzimpuls aus der Körperperipherie mehr, allein unsere negativen Gedanken triggern das Schmerzgeschehen.

Das Gehirn verknüpft und bewertet die Signale auch mit persönlichen Vorerfahrungen. Das bedeutet, auch psychische Faktoren entscheiden darüber, ob wir Signale aus der Körperperipherie als schmerzhaft empfinden. Mehrere Studien belegen zudem, dass gerade Patientinnen mit Fibromyalgie häufig zu einer »Katastrophisierung« ihrer Schmerzen neigen. Das bedeutet, die Schmerzsignale triggern bei ihnen negative emotionale Reaktionen wie ein Gefühl der Hilflosigkeit oder andere bedrückende Gedanken. Dadurch wird der Schmerz noch intensiver wahrgenommen.

Wenn das Vertrauen in unseren Körper schwindet

Dieses Reaktionsmuster ist nicht verwunderlich, wenn man bedenkt, wie steinig und lang bei den meisten Betroffenen der Weg zur richtigen Diagnose ist. Lange Zeit keine Erklärung, keine Diagnose für die Vielzahl von Beschwerden zu haben, kann zu einer großen Verunsicherung führen. Gedanken wie »Ich weiß nicht, was eigentlich mit mir los ist« und »Keiner kann mir helfen« kennen Sie vermutlich. Und diese Ungewissheit führt häufig zu Angst. Wir vertrauen unserem Körper nicht mehr, fürchten uns vor einer weiteren Verschlechterung der Beschwerden. Wir schonen uns, trauen uns nichts mehr zu. Eine Abwärtsspirale kommt in Gang. Diese Kopplung von Schmerz und der Angst vor dem Schmerz bedeutet zusätzlichen Stress für Körper und Seele. Auch wenn gerade nichts wehtut, die Angst vor der nächsten Schmerzattacke bleibt. So wird unser Alltag auch an schmerzfreien Tagen vom Schmerz beherrscht.

Und noch ein weiterer Punkt kommt hinzu: Schmerzen schränken uns in unserem Aktionsradius ein. Dinge, die wir gerne tun, funktionieren vielleicht nicht mehr. Das macht uns traurig und vielleicht auch wütend. Deshalb versuchen wir gegen den Schmerz anzukämpfen. Wir beschäftigen uns unweigerlich immer mehr mit ihm, spüren ihm nach, wollen ihm auf den Grund gehen, denken: »Ich habe mich doch gar nicht überanstrengt, das kann doch nicht sein!«

Und Dinge, mit denen wir uns viel beschäftigen, verändern auch Strukturen im Gehirn. Wir trainieren sozusagen die Schmerzbahnen, indem wir unsere Aufmerksamkeit gezielt immer wieder auf den Schmerz lenken. Das führt auf Dauer zu weiteren strukturellen Veränderungen im Bereich des neuronalen Schmerznetzwerks. Neue – auch negative – Verknüpfungen entstehen.

Chronische Schmerzen erschöpfen: Schmerzen aktivieren das sympathische Nervensystem. Durch die permanente Ausschüttung von Stresshormonen kann es mit der Zeit zu einer Erschöpfung der Hypophysen-Nebennierenrinden-Achse kommen. Eine Abnahme unserer körperlichen Leistungsfähigkeit und zunehmende Erschöpfung sind die Folgen.

Wege aus dem Schmerzdilemma

Um chronischen Schmerzen wirkungsvoll und nachhaltig zu begegnen, muss sich die Wahrnehmung von Schmerzen und der Umgang mit ihnen verändern. Liegt ein sehr ausgeprägtes chronisches Schmerzsyndrom vor, ist die Hilfe eines Profis notwendig. Schmerzmediziner sind die richtigen Ansprechpartner. Sie entscheiden mit Ihnen zusammen, ob eine methodenübergreifende (multimodale) Schmerztherapie – sie kann ambulant oder stationär durchgeführt werden – eine gute Option wäre. Weitere Informationen hierzu finden Sie am Ende des Buchs im Serviceteil (Seite 142).

So komplex das Thema chronische Schmerzen mit all seinen Folgen auch ist: Resignation ist nicht angebracht. Nichts ist unumkehrbar. Mit der richtigen Strategie wird es Ihnen gelingen, Schmerzmuster zu verändern. Sogar die strukturellen Veränderungen im Gehirn können sich wieder zurückbilden!

Eine Art Löschtaste für das Schmerzgedächtnis gibt es bedauerlicherweise aber nicht. Wir können die eingravierten Muster jedoch überschreiben und dadurch abschwächen. Dies gelingt, indem wir Reize, die Gehirnareale aktivieren, welche mit positiven Gefühlen assoziiert sind, immer wiederholen. Gerade auch Situationen, in denen der Schmerz einmal aufgetreten ist, müssen positiv besetzt werden. Dann werden wir vergleichbare Situationen nicht mehr automatisch mit dem Gefühl Schmerz verbinden. So verliert sich mit der Zeit die Angst vor potenziell schmerzauslösenden Ereignissen. Durch eine andere Betrachtungsweise, vielleicht auch durch ein verändertes Setting gelingt es uns, eine einmal gemachte negative Erfahrung durch viele positive zu überdecken. Ein verändertes Setting kann beispielsweise die Kombination einer körperlichen Aktivität mit etwas Angenehmem sein.

Beispiel: Eine anstrengende Yogastunde hatte in der Vergangenheit wiederholt eine Verstärkung der Muskelschmerzen zur Folge. Deshalb sind Sie nicht mehr zum Yoga gegangen. Ein erneuter Anlauf zusammen mit einer guten Freundin in einer ruhigen Yin-Yoga-Stunde brachte Entspannung und hat Spaß gemacht, ohne die Muskelschmerzen zu triggern.

Weitere Anregungen, wie Sie Ihre eigenen Ressourcen wiederentdecken und sich selbst immer wieder Gutes tun können, finden Sie im Kapitel »Entspannung und Stressbewältigung« (Seite 59).

Konventionelle Therapieoptionen

Eins gleich vorweg: In Deutschland gibt es bis dato kein Medikament, das explizit zur Behandlung des Fibromyalgiesyndroms zugelassen ist. Die gute Nachricht: An Fibromyalgie erkrankte Menschen haben eine normale Lebenserwartung. Eine medikamentöse Therapie ist nicht zwingend erforderlich, kann aber helfen, Symptome zu lindern. Deshalb fordert die aktuelle Leitlinie (Seite 142) eine sehr strenge Nutzen-Risiko-Abwägung, insbesondere im Hinblick auf die seltenen potenziell schwerwiegenden Nebenwirkungen diverser Schmerzmittel und Psychopharmaka.

Für alle Medikamente gilt: Egal, was Sie einnehmen – besprechen Sie es mit Ihrer Ärztin oder Ihrem Arzt. Gemeinsam sollten Sie entscheiden, wie die Behandlungsstrategie aussehen könnte. Der Nutzen einer Therapie muss regelmäßig überprüft werden. Dies lässt sich z. B. mittels Fragebögen zum Symptomverlauf herausfinden. Auch sollte ein regelmäßiges Screening zur Erfassung potenzieller Nebenwirkungen erfolgen. Was nach angemessener Therapiedauer nicht hilft, wird wieder abgesetzt. Seien Sie kritisch und fragen Sie lieber einmal zu viel nach.

Die folgende Aufstellung ist nur eine Auswahl von bewährten oder häufig verordneten Substanzen ohne den Anspruch auf Vollständigkeit.

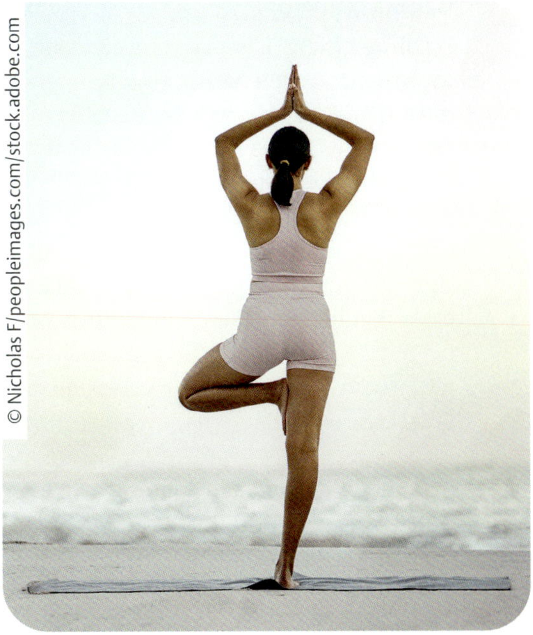

Positive Gefühle bei körperlicher Aktivität verhindern, dass Schmerzen getriggert werden.

Schmerzmittel und Co.

Da die Schmerzen bei Fibromyalgie oft mehrere Ursachen haben, sind Schmerzmittel (Analgetika) trotz der negativen Empfehlung in den Leitlinien nicht generell zu verteufeln. Auch wenn Sie mit nichtmedikamentösen Maßnahmen nicht das erreichen, was erreicht werden soll, sind Analgetika angezeigt. Zur Steuerung einer medikamentösen Schmerztherapie müssen regelmäßig Schmerzintensität, Art der Schmerzen und Lebensqualität erfasst werden.

Schmerzursachen analysieren

Wichtig ist eine differenzierte Betrachtung des Schmerzgeschehens. Liegt bei Ihnen beispielsweise eine begleitende Hüftgelenksarthrose vor, die Ihnen lokale Schmerzen bereitet, die Statik negativ beeinflusst und schmerzhaften Muskelverspannungen am Rücken den Weg bereitet, ist es natürlich sinnvoll, diese Schmerzen medikamentös zu behandeln. Typischerweise sprechen arthrosebedingte Schmerzen gut auf entzündungshemmende Präparate wie **nicht steroidale Antirheumatika** (NSARs), beispielsweise Ibuprofen, Diclofenac oder – deutlich magenverträglicher – Celecoxib, an. Der typische diffuse und wechselhafte Fibroschmerz tut das in der Regel nicht!

Für NSARs gibt es eine ganze Reihe von Kontraindikationen. Sprechen Sie also in jedem Fall mit Ihrer Ärztin oder Ihrem Arzt, insbesondere bei häufiger oder längerfristiger Einnahme. Ein durch Fibromyalgie bedingter brennender oder einschießender Schmerz in den Extremitäten wird durch NSARs wohl kaum zu lindern sein, möglicherweise aber durch Antikonvulsiva wie Pregabalin. Isolierte Spannungskopfschmerzen lassen sich mit Novaminsulfon oder Paracetamol oft gut in den Griff bekommen.

Was keinen Effekt hat, sollte abgesetzt werden. Antidepressiva sollten Sie nach sechs Monaten schrittweise reduzieren, Antikonvulsiva, falls möglich, schon früher. Sehr stark wirksame Schmerzmittel wie Morphin, Oxycodon oder auch opiathaltige Schmerzpflaster haben in der Behandlung von Fibromyalgie keinen Platz, da sie den krankheitsspezifischen Schmerz kaum beeinflussen, die Psyche jedoch umso mehr. Wichtig zu wissen: Das Nebenwirkungs- und Suchtpotenzial ist bei diesen Medikamenten hoch.

Amitriptylin: Amitriptylin, das in der klassischen Schmerztherapie bereits seit Jahren mit Erfolg eingesetzt wird, ist im Rahmen eines Gesamtkonzeptes zur Behandlung von Fibromyalgie zugelassen. Das bedeutet, dass es als ein Therapiebaustein eingesetzt werden darf. Amitriptylin ist eigentlich ein trizyklisches Antidepressivum, welches aber bereits in niedriger Dosierung die Schmerzwahrnehmung positiv beeinflusst.

Bei Schmerzen und Schlaflosigkeit haben viele meiner Patientinnen mit Amitriptylin in niedriger Dosierung gute Erfahrungen gemacht. Wichtig ist eine schrittweise erfolgende Dosierung. Das Präparat wird abends eingenommen. In niedriger Dosierung zeigt das Medikament eine schmerzlindernde Wirkung. Zudem hat es sich bei der Behandlung von Durchschlafstörungen sehr bewährt. Ein Abhängigkeitspotenzial, wie bei vielen konventionellen Schlafmitteln, besteht hier nicht. Antidepressive Effekte sind bei niedrigen Dosen allerdings nicht zu erwarten.

Duloxetin: Duloxetin gehört zu den selektiven Serotonin-Noradrenalin-Wiederaufnahmehemmern, auch NSRIs genannt. Es wird bei Depressionen insbesondere in Verbindung mit Ängsten und bei generalisierten Angststörungen bei Fibromyalgie verordnet. Wenn Amitriptylin nicht vertragen wird, eine Kontraindikation besteht oder sich als nicht wirksam erwiesen hat, kann Duloxetin eine Alternative sein. Der Effekt auf die Schmerzen ist allerdings gering.

Pregabalin: Bei Patientinnen mit Fibromyalgie und gleichzeitig bestehenden neuropathischen, d. h. durch das Nervensystem verursachten Schmerzen und Ängsten kann der Einsatz von Pregabalin erwogen werden. Der Schmerz wird gedämpft, es stellt sich eine gewisse Entspannung ein. Allerdings kann dies auch zu einer Gewöhnung führen, weshalb ich persönlich mit der Verordnung eher zurückhaltend bin.

Selektive Serotonin-Wiederaufnahmehemmer (SSRI): Bei begleitender Depression und Angststörungen kann Ihnen laut Leitlinien die Gabe von Fluoxetin, Paroxetin, Citalopram oder Escitalopram helfen. Dieser Substanzgruppe wird zudem eine positive Wirkung auf das Schmerzgeschehen zugeschrieben. Da diese Substanzen antriebssteigernd wirken, sollten Sie sie morgens einnehmen.

Nicht empfohlene Medikamente: In die Leitlinie zum Fibromyalgiesyndrom sind sowohl Empfehlungen verschiedener Fachgesellschaften wie auch Erfahrungen von Betroffenen mit eingeflossen, was für die Bewertung der medikamentösen Therapien sehr aufschlussreich ist.

Klar negative Empfehlungen existieren für die Therapie mit starken Opiaten, NSAR, Cortison und Muskelrelaxanzien. Auch von reinen Anxiolytika (Medikamenten zur Behandlung von Angstzuständen) wie beispielsweise Diazepam wird wegen ihres großen Suchtpotenzials abgeraten, ebenso von Hormonen und Cannabinoiden.

Nach Empfehlung der Deutschen Gesellschaft für Schmerzmedizin (DGS) sollten Opioide nur als letzte Option im Sinne eines individuellen Therapieversuchs eingesetzt werden. Wegen des hohen Suchtpotenzials ist es in diesem Fall besonders wichtig, die Wirkung regelmäßig zu überprüfen. Wie eine aktuelle Studie aus England zeigt, werden Patienten mit Fibromyalgie schnell zu Langzeitanwendern. Analysiert wurden die Daten von 28 000 Patienten, denen ein Opioid wegen fibromyalgiebedingter Schmerzen verschrieben wurde. 26 Prozent der Patienten wurden innerhalb des ersten Jahres zu Langzeitanwendern. Insbesondere eine hohe Opioiddosierung zu Therapiebeginn erhöhte das Risiko um das 35-Fache.[12]

Guaifenesin: Zu dem immer wieder propagierten Guaifenesin geben die Leitlinien aufgrund der begrenzten Studienlage keine Empfehlung ab. Dabei handelt es sich um eine schleimlösende Substanz, die in höherer Dosierung auch muskelentspannend wirkt. In einer kleinen Studie wurden 40 Fibromyalgiepatientinnen 48 Wochen mit 1200 mg Guaifenesin oder einem Scheinmedikament behandelt. Die Gruppe, die Guaifenesin einnahm, berichtete von leichten Verbesserungen bezüglich Muskelkraft, Ausdauer, Schmerz und Lebensqualität. Aber auch die mit dem Scheinmedikament behandelten Personen berichteten über eine tendenzielle Besserung ihrer Beschwerden. Schwerwiegende Nebenwirkungen der Substanz sind nicht bekannt. Hohe Dosen können aber zu Kopfschmerzen, Benommenheit und Magen-Darm-Beschwerden führen.

Low-dose-Naltrexon: Naltrexon ist ein Opioidantagonist, der für die Behandlung von Alkohol- und Opioidabhängigkeit eingesetzt wird. In niedriger Dosierung konnte bei einigen Patienten mit Long-Covid-Syndrom ein positiver Effekt auf Schmerzen und Erschöpfung erzielt werden. Deshalb wird es off-label (siehe Box Seite 43) auch versuchsweise bei Fibromyalgie verschrieben. Eine qualitativ hochwertige dänische Studie mit 100 Fibromyalgiepatientinnen, die 6 mg Naltrexon über 12 Wochen einnahmen, konnte allerdings keinen signifikanten Effekt nachweisen.[13]

Psychotherapie

Wenn Ihnen als Betroffene nichts helfen will und Sie keinen Ausweg aus der Negativspirale finden, kann eine Psychotherapie sinnvoll sein. Insbesondere bei begleitenden psychischen Störungen wie einer Depression oder einer Angststörung ist eine psychologische Unterstützung hilfreich. Natürlich ersetzt die Psychotherapie nicht Familie und Freunde. Doch gerade wenn Sie sich schwertun, mit Freunden oder dem Partner über Ihre Erkrankung zu sprechen, ist das vertrauensvolle Gespräch mit einer neutralen Person oft sehr entlastend. Sie müssen keine Rücksicht auf die Gefühle des anderen nehmen, können sozusagen frei von der Seele weg und offen über negative Gefühle wie Angst, Wut, Selbstzweifel, Frustration oder Trauer reden. Kurz, Sie müssen keine Stärke zeigen, wo aktuell vielleicht wenig Stärke ist.

Off-Label-Use

Kommen Medikamente als Therapieversuch zum Einsatz, die für die Behandlung einer Erkrankung nicht explizit zugelassen sind, spricht man von »Off-Label-Use«. Sinngemäß bedeutet dies »nicht bestimmungsgemäßer Gebrauch«. Gemeint ist damit, dass die Zulassungsbehörden keine Genehmigung erteilt haben, eine bestimmte Erkrankung oder ein Symptom mit diesem Medikament zu behandeln. Vor der Behandlung müssen Patienten über mögliche Folgen und Risiken umfassend aufgeklärt werden. Einer Off-Label-Verordnung muss der Patient oder die Patientin schriftlich zustimmen. Die ärztlichen Fachgesellschaften empfehlen eine entsprechende Verordnung nur in Ausnahmefällen, z. B. wenn wissenschaftliche Studien den Nutzen eines Wirkstoffs im geplanten Anwendungsgebiet gezeigt haben. Die Kosten für Medikamente, die off-label eingesetzt werden, übernehmen die gesetzlichen Krankenkassen nur in Ausnahmefällen.

Kognitive Verhaltenstherapie

Eine für das Fibromyalgiesyndrom gut untersuchte Therapieform ist die kognitive Verhaltenstherapie. Ihr Grundgedanke lautet: Was wir denken, wie wir uns fühlen und uns verhalten, hängt eng miteinander zusammen. Sie kombiniert zwei Therapieansätze: die kognitive Therapie und die Verhaltenstherapie. »Kognitiv« bedeutet hier, dass wir etwas erkennen. Im ersten Schritt geht es also darum, sich über seine Gedanken, Einstellungen und Erwartungen klar zu werden. Häufig sind es nicht allein die Umstände, die Probleme bereiten, sondern vor allem die Bedeutung, die man ihnen beimisst. Deshalb müssen nicht zutreffende und belastende Überzeugungen aufgedeckt und im besten Fall verändert werden. Ein solches Denkmuster ist z. B., wenn wir aus einem belastenden Vorfall sofort allgemeine negative Schlüsse ziehen und diese automatisch auf ähnliche Situationen übertragen. Verhaltensweisen, die uns das Leben erschweren oder Probleme noch verstärken, sollen aufgedeckt und im zweiten Schritt verändert werden. Dieses problemorientierte Vorgehen ermöglicht es, konkrete Lösungen für aktuelle Probleme zu erarbeiten. Studien zeigten am Therapieende eine positive Wirkung in Bezug auf die Symptome Schmerz, Müdigkeit und reduzierte Lebensqualität.

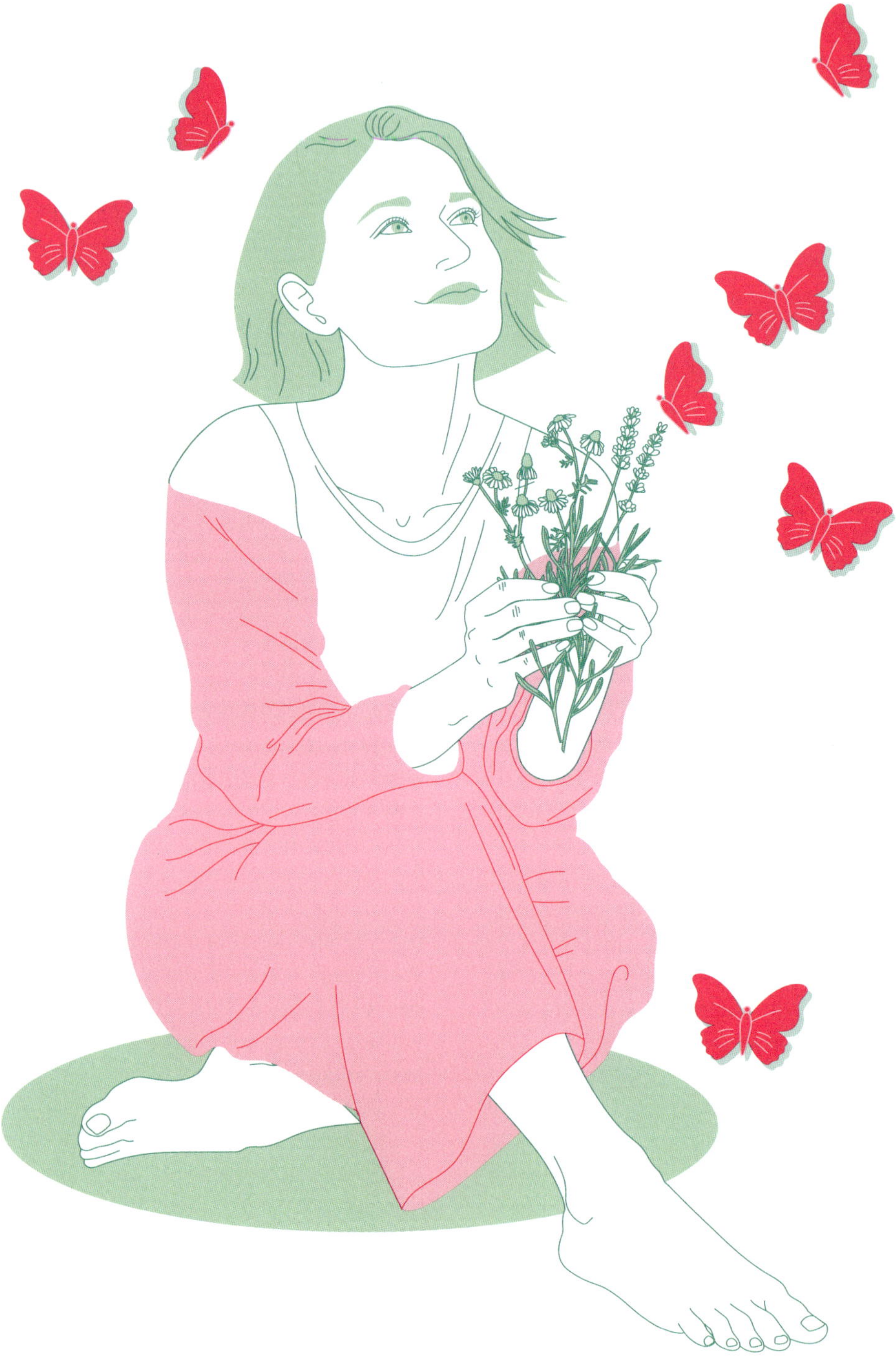

Die besten naturheilkundlichen Therapien

Neben den konventionellen Therapien gibt es zahlreiche Möglichkeiten, wie Sie Ihre Fibromyalgie-Beschwerden ohne Medikamente in den Griff bekommen: mit sanften Naturheilverfahren.

Aktivieren Sie Ihre Selbstheilungskräfte

Alle Naturheilverfahren verbindet die ganzheitliche Sicht auf den Menschen. Ist die Psyche aus der Balance, wird auch der Körper irgendwann Krankheitssymptome entwickeln – und umgekehrt.

Naturheilkunde hat nichts mit alternativer Medizin oder Paramedizin zu tun. Sie ist traditionelle Erfahrungsmedizin, die sich der Wirkfaktoren, die der Natur selbst entspringen, bedient: Wasser, Kälte, Wärme, Ernährung und Arzneipflanzen, aber auch Ruhe, Bewegung und mechanische Kraft. Das Grundprinzip dabei ist immer dasselbe: Aktivierende und entlastende Reize sollen Regulationsprozesse im Körper anstoßen und so Selbstheilungsprozesse anregen. Ganz wichtig sind dabei die vorhandenen individuellen Ressourcen.

Es gibt mittlerweile eine Vielzahl guter Studien, die die Wirksamkeit traditioneller naturheilkundlicher Behandlungsverfahren belegen. Diese sind wesentlicher Bestandteil der Behandlung von chronischen Erkrankungen und haben längst den Weg in die Leitlinien verschiedener Fachgesellschaften gefunden.

Neue Erkenntnisse aus den Bereichen Psychoneurologie, Psychoimmunologie, Psychoendokrinologie, der modernen Hirnforschung und der Psychologie erweitern das Behandlungsspektrum zusätzlich. Sie finden besonders in den Behandlungsansätzen der modernen Mind-Body-Medizin (MBM) ihren Niederschlag. Im folgenden Teil des Buches erfahren Sie, wie Sie als Fibromyalgie-Betroffene mit naturheilkundlichen Therapien Ihre Selbstheilungskräfte aktivieren und wieder schmerzfrei leben können.

» Diese Naturheiltherapien haben sich bei Fibromyalgie bewährt

WELCHE NATURHEILKUNDLICHEN THERAPIEN KÖNNEN HELFEN?

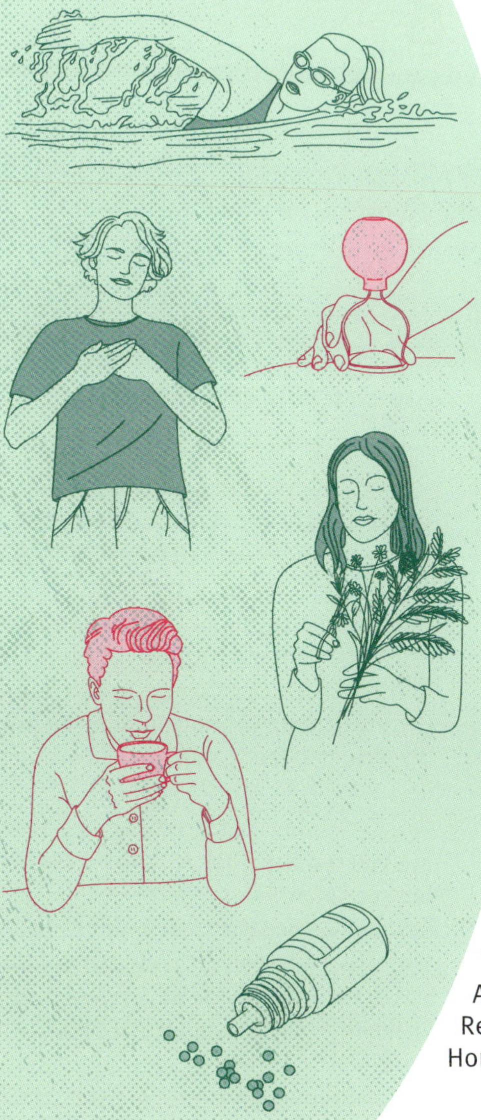

Bewegung und Entspannung

Bewegungstherapie
gesunder Schlaf
Entspannung und Stressbewältigung
Genusstraining
Gartentherapie und Waldbaden
Lichttherapie
Atemtherapie

Reiztherapien

Kälteanwendungen
Wärmetherapie
Schröpfen und Cupping
Triggerpunkttherapie

Arzneipflanzen

Phytotherapie
Aromatherapie

Ernährung

mediterrane Kost
Vitamine, Mineralstoffe und Co.
Kartoffeltage
Fasten

Weitere Therapien

Akupressur
Reflexzonentherapie
Homöopathie

Bewegung und Entspannung

Ausreichend Bewegung und regelmäßige Entspannungsroutinen haben den größten Einfluss auf alle Symptome der Fibromyalgie. Sie lindern Schmerzen und sorgen für einen erholsamen Schlaf.

In den nachfolgenden Kapiteln lernen Sie eine ganze Reihe von Behandlungsansätzen kennen. Das kann im ersten Augenblick verwirrend wirken – aber keine Sorge, Sie müssen sich jetzt keinen Wochenplan erstellen, um alles »abzuarbeiten«. Betrachten Sie es bitte eher wie einen Werkzeugkasten. Nehmen Sie sich das, was für Ihre aktuelle Situation passt, heraus. Der Rest ist vielleicht ein andermal nützlich. Zwei Behandlungsansätze sollten jedoch zu Ihrer täglichen Routine gehören: ein individuelles Maß an Bewegung und regelmäßige Entspannungsübungen.

Warum sind diese beiden Maßnahmen so wichtig? Sie nehmen positiven Einfluss auf alle Symptome der Fibromyalgie. Bewegung ist für die körperliche und psychische Gesundheit essenziell. Sie lindert Schmerzen, verbessert die Stimmung und unterstützt einen erholsamen Schlaf. Entspannungs- und Achtsamkeitspraktiken helfen, mit chronischem Stress besser zurechtzukommen. Sie sind wichtig für eine nachhaltige und langfristige Linderung von Schmerzen, verhelfen zu einer positiveren Grundstimmung und verbessern die Schlafqualität.

Bewegung hilft

Bewegungstherapie ist eine der klassischen fünf Säulen der Gesundheit nach Sebastian Kneipp – sie ist also keine neuzeitliche Erfindung. In der Mind-Body-Medizin spielt sie, wie auch die Entspannungsverfahren, heute eine wichtige Rolle.

Bewegung ohne Überforderung

Auch in den Leitlinien zum Fibromyalgiesyndrom wird empfohlen, Patientinnen »zu angemessener körperlicher und psychosozialer Aktivierung zu ermutigen«[14]. Aber was bedeutet eigentlich »angemessen«? Das ist individuell sehr unterschiedlich. Trainingszustand und Begleiterkrankungen spielen dabei eine wesentliche Rolle, ebenso die seelische Verfassung und die Lebensumstände.

Die Bewegung sollte regelmäßig und typgerecht sein. Mehrere kleine Bewegungseinheiten über die Woche verteilt sind besser als eine große Trainingseinheit am Wochenende. Ihr Körper sollte gefordert, aber niemals überfordert werden!

Die Herzfrequenz im Blick: Eine Pulsuhr kann Sie dabei unterstützen, das richtige Maß zu finden. Die Herzfrequenz liegt beim gesunden Menschen in Ruhe zwischen 60 und 80 Schlägen pro Minute. Der Ruhepuls bei untrainierten Menschen kann höher liegen. Sportlerinnen und Sportler haben generell eine niedrigere Frequenz, da ihr Herzmuskel kräftiger pumpt. Bei Belastung benötigt die arbeitende Skelettmuskulatur mehr Sauerstoff. Der Körper reagiert darauf mit einer Erhöhung der Herzfrequenz. So gelangt das mit Sauerstoff beladene Hämoglobin schnell dorthin, wo es gebraucht wird. Bei untrainierten Menschen steigt der Puls unter Belastung oft sehr schnell an. Übertreiben Sie es also gerade zu Beginn einer Bewegungstherapie nicht. Der Blick auf die Pulsuhr hilft Ihnen, Ihr Training besser zu steuern.

Zur Behandlung der Fibromyalgie wird ein Ausdauertraining mit geringer bis moderater Intensität von mindestens 30 Minuten zwei- bis dreimal in der Woche empfohlen. »Moderat« ist gleichzusetzen mit »ein wenig anstrengend«. Sprechen sollte also noch möglich sein. Dazu kommt zweimal pro Woche ein separates Training der großen Muskelgruppen mit geringer bis mäßiger Belastung von 60 Minuten und ein Funktionstraining (Box Seite 52).

Welcher Trainingspuls ist optimal?

Der optimale Trainingspuls hängt von Alter, Ruhepuls, Begleiterkrankungen und aktuellem Trainingszustand ab. Als grobe Berechnungsformel gilt: 180 minus Lebensalter. Im Internet finden Sie entsprechende Rechner, mit deren Hilfe Sie Ihren individuellen Trainingspuls genauer berechnen können. Wenn Sie sich nicht sicher sind oder an einer Herz-Kreislauf-Erkrankung leiden, besprechen Sie sich vor Trainingsbeginn am besten mit Ihrem Hausarzt oder Ihrer Hausärztin.

Anti-Aging durch Sport

Die Studienergebnisse zum gesundheitlichen Nutzen eines regelmäßigen körperlichen Trainings sind beeindruckend: Es wirkt sich positiv auf unser Herz-Kreislauf-System aus, verbessert die Sauerstoffaufnahme des Körpers und die Funktion der Mitochondrien. Das Immunsystem wird reguliert und gestärkt. Bewegung reduziert nachweislich das Krebsrisiko.

Regelmäßige Bewegung regt die Neubildung von Neuronen (Nervenzellen) im Gehirn an und verbessert deren Vernetzung (Synapsenbildung). Dies fördert die Neuroplastizität, also die anatomische und funktionelle Anpassung des Gehirns an die Erfordernisse des Lebens. So verbessern sich kognitive Fähigkeiten wie Reaktionsvermögen, Gedächtnisleistung, Denk- und Lernprozesse. Das Risiko, im Alter eine Demenzerkrankung zu entwickeln, wird durch regelmäßige körperliche Aktivität deutlich reduziert.

Auch Stoffwechselprozesse wie die Fettverbrennung und die Insulinsensitivität werden angekurbelt. Sport gilt als die wirksamste Osteoporose-Prophylaxe – ein Punkt, der vor allem für uns Frauen wichtig ist. Die vermehrte Ausschüttung bestimmter Neurotransmitter wie Serotonin wirkt den negativen Folgen von chronischem Stress entgegen. Müdigkeit und Ängste nehmen ab, unsere Stimmungslage verbessert sich und wir werden resilienter. Die Weltgesundheitsorganisation WHO empfiehlt 150 Minuten moderate Bewegung pro Woche.

Bei leichten Depressionen wirkt Sport zusammen mit Achtsamkeitstraining und anderen flankierenden Maßnahmen sogar so gut, dass das National Institute for Health and Care Excellence in London ihn

Myokine, Helfer aus der Muskulatur

Ziehen sich Muskeln während des Trainings zusammen, kommt es zur Ausschüttung von Myokinen. Diese heterogene Gruppe von Botenstoffen hat viele schützende Eigenschaften. So fördert beispielsweise Interleukin 6 die Bildung neuer Abwehrzellen, die sogenannten »naiven T-Zellen«. Sie spielen eine wichtige Rolle bei der Bekämpfung von neuen, dem Immunsystem unbekannten Erregern. Gleichzeitig wirken sie stillen Entzündungen entgegen. Stille Entzündungen sind eine normale Folge des Alterns, werden aber auch durch unseren westlichen Lebensstil gefördert. Sie bereiten den typischen Alterserkrankungen wie beispielsweise der Arteriosklerose den Boden. Folge können Schlaganfall, Herzinfarkt oder Demenz sein.

anstelle der Einnahme von Antidepressiva empfiehlt.

Eine vermehrte Endorphinausschüttung und die Herabregulierung des Sympathikusnervs erhöhen die Schmerzschwelle, was zur Folge hat, dass wir weniger schmerzempfindlich werden. All dies geschieht aber nur, wenn wir regelmäßig trainieren!

Dekonditionierung durch Schonverhalten: Leider können sich nicht alle Patientinnen mit Fibromyalgiesyndrom für ein intensiveres Ausdauertraining erwärmen. Andauernde Schmerzen führen oft zu einem körperlichen Schonverhalten. Ein vermehrter Muskelabbau ist die Folge, was sich wiederum negativ auf Beweglichkeit, Ausdauer, Koordination und Schmerzen auswirkt. Dieses Phänomen wird als »Dekonditionierung« bezeichnet. Das Vertrauen in die eigene körperliche Leistungsfähigkeit geht immer mehr verloren. Dies führt zu einer negativen Bewertung des Körpers. Eine Patientin formulierte es einmal so: »Ich habe das Gefühl, dass ich mich auf meinen eigenen Körper einfach nicht mehr verlassen kann. Er fühlt sich wie eine Großbaustelle an.« Sollte man also auf Bewegung einfach verzichten? Keine gute Idee! Unser Körper benötigt für eine gesunde Funktion ein gewisses Maß an Beanspruchung. Dadurch werden physiologische Anpassungsmechanismen in Gang gesetzt, die unsere Leistungsfähigkeit nach und nach erhöhen.

Bewegung vertreibt Muskelschmerzen: Besonders wenn Sie unter Muskelschmerzen leiden, profitieren Sie als Fibromyalgie-Betroffene von einem regelmäßig durchgeführten Bewegungstraining, denn dadurch verändert sich mittelfristig Ihre Schmerzschwelle. Zum einen wird Ihr Stressnerv, der Sympathikus, durch regelmäßige Bewegung herunterreguliert, was sich positiv auf alle Körperfunktionen auswirkt; zum anderen schüttet Ihr Körper mehr Endorphine, also opiatähnliche Stoffe aus, was die Schmerzempfindlichkeit zusätzlich reduziert.

Welche Bewegungstherapie passt für mich?

Ob Aquajogging, Trockengymnastik, schnelles Spazierengehen, Nordic Walking, Radfahren, Ergometer-Training, Schwimmen oder Tanzen – jedes Ausdauertraining ist geeignet, Hauptsache, es macht Spaß. Denn was keinen Spaß macht, hält man auch nicht über eine längere Zeit durch und der Nutzen verpufft schnell, wenn man nicht am Ball bleibt. Zwei- bis dreimal pro Woche und 30 bis 60 Minuten pro Trainingseinheit sollten es schon sein.

Leiden Sie unter Erschöpfung, sollten Sie eher vormittags trainieren. Falls das Training zu Beginn Ihre Schmerzen eher verstärkt, kann das der Hinweis auf eine zu hohe Intensität sein. Die Lösung könnten dann mehrere kurze, über den Tag verteilte Zeitintervalle für Ihr Training sein. Fünf Minuten können ein Einstieg sein. Auch in den normalen Alltag lässt sich Bewegung einbauen, ganz ohne Stress und zusätzlichen Zeitaufwand. Nehmen Sie lieber die Treppe als den Aufzug, und vielleicht steigen Sie einfach mal eine Busstation früher als üblich aus und gehen den restlichen Weg zu Fuß nach Hause?

Für die Behandlung des Fibromyalgiesyndroms empfehle ich ergänzend zweimal pro Woche ein Funktionstraining (siehe Box). Das klassische Funktionstraining unter physiotherapeutischer Anleitung, egal ob Trocken- oder Wassergymnastik, ist eine Leistung der gesetzlichen Krankenkasse. Sie kann bei einem Fibromyalgiesyndrom von Ihrer Ärztin oder Ihrem Arzt für bis zu 24 Monate auf Rezept verordnet werden.

Was bedeutet Funktionstraining?

Funktionstherapie ist eine spezielle Bewegungstherapie, die mit Methoden der Krankengymnastik und der Ergotherapie arbeitet. Das Training hilft, Muskeln, Gelenke und innere Organe zu stärken und so ihre Funktionen zu erhalten oder wiederherzustellen.

Vibrationstraining als Ergänzung

Eine sinnvolle Ergänzung ist das Vibrationstraining, auch »Whole-body vibration« (WBV) genannt. Dabei stehen Sie auf einer mit 5 bis maximal 60 Hz vibrierenden Platte. Die durch die Vibration verursachten Dehnungsreize führen zu leichten Muskelkontraktionen. Diese trainieren wiederum die Muskulatur und verbessern so Ihre körperliche Leistungsfähigkeit. Nebeneffekt des Vibrationstrainings ist laut einer Studie aus Marburg eine bessere Balance und eine Erhöhung der Knochendichte. Zudem zeigen neue Studien eine Verbesserung der Schlafqualität.[15] Viele Fitnesscenter verfügen mittlerweile über Vibrationsplatten. Sie können sie aber auch käuflich erwerben. Dabei sollten Sie darauf achten, dass die Platte eine gute Standsicherheit gewährleistet.

Den Rücken stärken

Der Rückenschmerz hat viele Ursachen. Fast zwei Drittel aller Menschen in Deutschland sind innerhalb eines Jahres kurzzeitig oder auch länger von Rückenschmerzen betroffen, so das Ergebnis der BURDEN-Studie 2020 zur Krankheitslast in Deutschland.[16] Das Fibromyalgiesyndrom kann, muss aber nicht der Grund dafür sein. In 80 bis 90 Prozent der Fälle lässt sich bei den Betroffenen keine strukturelle Ursache finden. Sehr oft sind Verspannungen die Ursache. Sie entstehen durch Fehlhaltungen, meist als Folge von Fehlbelastungen bei geschwächter

Rücken- und Bauchmuskulatur. Auch verkürzte Sehnen, insbesondere der Hüftbeuger, tragen ihren Teil zum Schmerzgeschehen bei. Liegt also der Schwerpunkt unserer Schmerzen im Bereich des Rückens, ist ein gezieltes Training der Rückenmuskeln und auch der Bauchmuskulatur wichtig. Es führt zu einer besseren Rumpfstabilität und kann Fehlhaltungen verhindern. Auch das Training mit dem »Flexibar«, einer vibrierenden Stange, stärkt den Rücken. Noch umfassender wirkt Pilates: Hier wird Ihre gesamte Stammmuskulatur, d. h. die Muskeln von Bauch, Rücken und Becken, die den Körper stabilisieren, gestärkt. Wichtiger Nebeneffekt: Die Stärkung des Beckenbodens durch Pilates beugt einer Harninkontinenz vor.

Komplementäre Bewegungstherapien: Mehr Lebensqualität

Eine perfekte Ergänzung – oder auch ein sanfter Einstieg in die Bewegung – sind meditative Bewegungs- bzw. Körperwahrnehmungstrainings. Dazu gehören beispielsweise Yoga, Thai Chi, Qigong, Feldenkrais oder die Tanztherapie. Sie stellen keine Bewegungstherapien im klassischen Sinn dar. In mehreren Studien zeigten sie dennoch eine zum Teil enorme Verbesserung der untersuchten Kriterien Müdigkeit, Schlaf und Schmerz. Sie haben also große Bedeutung für die Verbesserung der Lebensqualität, insbesondere auch bei einer Fibromyalgieerkrankung.

Kopf hoch!

Wenn wir beim Spazierengehen unseren Blick durch die Umgebung schweifen lassen, nehmen wir mehr positive Sinneseindrücke wahr. Diese verankern sich unbewusst im emotionalen Gedächtnis, wie eine kleine Studie der Universität Witten-Herdecke nachgewiesen hat. Und das wirkt sich wiederum positiv auf unsere Stimmung aus.

Mehr Glückshormone durch Licht und Bewegung

Wer sich im Freien bewegt, schlägt zwei Fliegen mit einer Klappe. Sonnenlicht steigert den Spiegel des »Glückshormons« Serotonin ebenso wie Sport. Deshalb spielt Bewegung auch in der Therapie von Angststörungen und Depression eine wichtige Rolle.

Der Botenstoff Serotonin beeinflusst viele Gehirnfunktionen. Er reguliert die Schmerzempfindung und -verarbeitung, ebenso den Schlafrhythmus und das Sättigungsgefühl. Ein hoher Serotoninspiegel vermittelt uns ein Gefühl der Gelassenheit, inneren Ruhe und Zufriedenheit. Gleichzeitig werden Angstgefühle, Trauer und Aggression gedämpft. Gerade im Winter, wenn die Tage kurz sind und die Sonne sich rar macht, kann auch eine Lichttherapie (Seite 72) Stimmung und Antrieb bessern.

Schlaf ist heilsam

Schon morgens wie gerädert: Die meisten Betroffenen kennen dieses Gefühl leider nur zu gut. Schlafstörungen gehören zu Fibromyalgie wie das Amen in der Kirche. Nicht nur das Einschlafen dauert manchmal quälend lange, sondern auch an ein erholsames Durchschlafen ist nicht zu denken. Auch vermeintlich lange Schlafphasen führen nicht zu einer ausreichenden Erholung. Ein Powernap am Nachmittag ändert an der permanenten Erschöpfung oft nur wenig. Der Tag-Nacht-Rhythmus ist aus dem Takt.

Schlaf und Schmerzen hängen zusammen

Ein erholsamer Schlaf ist maßgeblich an einer funktionierenden Schmerzkontrolle beteiligt. Sind wir unausgeschlafen, vermindert sich unsere Schmerztoleranz deutlich. Das ist nicht verwunderlich, denn Schmerzverarbeitung und Schlafstabilisation sind in derselben Hirnregion verortet. Einige Neurotransmitter beeinflussen sowohl unseren Schlaf als auch das Schmerzgeschehen. Schmerzen und Schlaf sind also eng miteinander verknüpft.

Warum ist gesunder Schlaf so wichtig?

Während wir schlafen, sind viele Bereiche unseres Körpers sehr aktiv. In der Ruhephase ist Regeneration angesagt. Es werden vermehrt Wachstumshormone ausgeschüttet, die Energiespeicher werden aufgefüllt. Der Stoffwechsel läuft auf Hochtouren. Unser Gehirn verarbeitet Informationen, die es im Wachzustand aufgenommen hat, und speichert diese ab. So schafft es Platz für neue Eindrücke und Erfahrungen. Auch das Immunsystem ist während des Schlafens besonders aktiv. Zahlreiche Studien konnten belegen, dass chronischer Schlafmangel das Immunsystem schwächt und zu einer höheren Anfälligkeit für Infektionen führen kann. Interessanterweise treten auch psychische Erkrankungen wie Depressionen, Herz-Kreislauf-Erkrankungen und sogar Krebserkrankungen häufig in Zusammenhang mit chronischen Schlafstörungen auf.

Schlafzyklus: Während des Schlafens durchläuft unser Körper eine typische Abfolge unterschiedlicher Schlafphasen. Bereits kurz nach dem Einschlafen beginnt der sogenannte stabile Schlaf, der anfangs allerdings noch ziemlich störanfällig ist. Er geht nahtlos in die Tiefschlafphase über, der Vagusnerv gewinnt die Oberhand: Die Muskulatur entspannt sich, der Blutdruck sinkt und das Herz schlägt langsamer. Jetzt laufen besonders viele regenerative Vorgänge ab. Den Abschluss bildet der REM-Schlaf, auch Traumschlaf genannt. In dieser Schlafphase träumen wir besonders intensiv, unser Körper ist nicht mehr so tiefenentspannt. Diese Phase ist besonders wichtig für die geistige Leistungsfähigkeit und unsere seelische Ausgeglichenheit. Ein kompletter Schlafzyklus dauert ca. 90 bis

120 Minuten und wiederholt sich mehrmals pro Nacht in derselben Reihenfolge. Die ersten vier bis fünf Stunden Schlaf sind für unser Gehirn besonders wichtig. In dieser Zeit werden vor allem Toxine und Entzündungsbotenstoffe aus dem Gehirn abgebaut.

Unsere innere Uhr stimmt ungefähr mit einem 24-Stunden-Tag überein, das haben Forschungen an gesunden Probandinnen und Probanden unter kompletter Abschirmung von der Außenwelt gezeigt. Innere und äußere Faktoren spielen dabei eine Rolle. So hemmt Licht, das auf unsere Netzhaut trifft, die Bildung des schlaffördernden Botenstoffs Melatonin. Auch unsere Körpertemperatur beeinflusst das Schafgeschehen. Nachts fällt sie um einige Zehntelgrad ab – ein starker Schlafreiz für den Körper. Während der Blutspiegel des Stresshormons Cortisol gegen Mitternacht relativ niedrig ist, finden wir am frühen Morgen die höchsten Tagesspiegel. Das macht uns wach und leistungsfähig.

Lerche oder Eule? Die Vorliebe für bestimmte Schlafenszeiten hängt von unserem Chronotyp ab. Alter und Geschlecht spielen ebenfalls eine Rolle. Während der klassische Normaltyp gerne zwischen Mitternacht und 8 Uhr morgens schläft, sind Morgenmenschen, die sogenannten »Lerchen«, schon frühmorgens aktiv. Abends sinkt die Aktivitätskurve dann rapide. Das Leistungshoch der »Eulen« liegt am Abend. Frühes Aufstehen ist für sie eine Qual. Ein Tagesrhythmus, der unserem eigenen Chronotyp entgegenläuft, kann also zu erheblichen Schlafstörungen führen und sich allgemein negativ auf unsere Gesundheit auswirken, wie Untersuchungen an Nacht- und Schichtarbeitern gezeigt haben.

Was Sie selbst tun können

Ich kenne kaum eine Patientin, die mit dem Schlafen kein Problem hat. Doch so verlockend die Einnahme konventioneller Schlafmittel bei Schlafproblemen sein mag, eine gute Lösung ist es meist nicht. Viele dieser Mittel greifen massiv in das Schlafgeschehen ein, die Schlafphasen verändern sich. So schlafen wir zwar, die erhoffte Erholung für Körper, Geist und Seele bleibt aber aus.

Kleine Helfer: Eine sanfte Alternative sind pflanzliche Präparate. Baldrian, Melisse und Hopfen sind bewährte schlafanstoßende Heilpflanzen, die sich in vielen Fertigpräparaten finden. Passionsblume punktet zusätzlich mit ihrem angst- und spannungslösenden Potenzial. Aber Vorsicht! Bei einigen Menschen wirken Baldrian oder Melisse wie Stimulanzien, sie reagieren auf die Inhaltsstoffe paradox. Also nicht wundern und ggf. auf andere pflanzliche Helfer wie Kalifornischen Mohn, Orangenblüten oder Lavendelblüten zurückgreifen. Entsprechende Tees können Sie sich individuell in der Apotheke zusammenstellen lassen.

Ist für Sie vor allem das Einschlafen ein Problem, lohnt sich ein Therapieversuch mit Melatonin. Die im Drogeriemarkt als Nahrungsergänzungsmittel erhältlichen Präparate sind aber meist zu niedrig dosiert, dennoch sollten Sie es damit versuchen. In der Apotheke sind Retardtabletten mit 2 mg Melatonin erhältlich, allerdings sind diese verschreibungspflichtig. Sie sind für die kurzzeitige Behandlung von Schlafstörungen zugelassen und bei Patientinnen ab dem 55. Lebensjahr sogar erstattungsfähig.

Cannabidiol (CBD) ist ein Inhaltsstoff spezieller Hanfpflanzen – meist Cannabis-sativa-Sorten. Es wirkt spannungs- und angstlösend und kann das Einschlafen deutlich erleichtern. Schmerzlindernde und stimmungsaufhellende Effekte sind ebenfalls nachgewiesen. Die frei verkäuflichen Öle enthalten kein Tetrahydrocannabinol (THC). Sie haben dementsprechend auch keine berauschende Wirkung und machen nicht abhängig.

Die empfohlene Tagesdosis von CBD bei Schlafstörungen und Spannungszuständen liegt – abhängig von Körpergewicht, allgemeinem Gesundheitszustand und weiteren Faktoren – zwischen 1 und 20 mg. Als Neueinsteigerin sollten Sie mit einer geringen Dosis von 1 bis 2 mg starten und diese bei Bedarf langsam steigern.

Achtung: Es gibt verschieden konzentrierte Öle. Ein Tropfen 5-prozentiges CBD-Öl enthält ca. 1,6 mg Cannabidiol, ein Tropfen 15-prozentiges Öl entsprechend knapp 5 mg. Achten Sie deshalb immer auf das Etikett und lesen Sie den Beipackzettel genau!

Weitere Tipps für einen gesunden Schlaf

Wenn Sie in einen erholsamen Schlaf finden möchten, sollte auch das »Drumherum« stimmen. Einige Maßnahmen klingen sehr banal, ihre Wirkung ist aber nicht zu unterschätzen:

Raus aus den Federn: Frühes Aufstehen unterstützt einen gesunden Schlaf-Wach-Rhythmus. Versuchen Sie auch tagsüber, nicht oder nur wenig zu schlafen. Gegen einen Powernap von maximal 20 Minuten ist aber nichts einzuwenden.

Ruhephasen: Noch besser sind kurze, fest eingeplante Erholungsphasen, in denen Sie aber nicht schlafen. Hilfreich sind Entspannungs-Apps (Seite 143). Sie bieten Anleitungen für Meditation und Entspannung. Manche Angebote sind kostenlos und viele Krankenkassen übernehmen die Kosten bei kostenpflichtigen Varianten.

Körperliche Aktivität fördert allgemein einen gesunden Schlaf. Ein angestrengter Körper schläft aber nicht gut. Deshalb sollten Sie kräftezehrende Sportarten nach 18 Uhr meiden. Besser sind ein lockerer Abendspaziergang, eine ruhige Yogasequenz oder Qigong.

Abendessen: Nachts fährt der Körper seine Verdauung herunter. Die frei werdende Energie wird für Reparaturvorgänge und Regeneration verwendet. Um Ihren Körper dabei zu unterstützen, sollten Sie vermeiden, kurz vor dem Schlafengehen noch größere Mengen zu essen. Es dauert ca. zwei bis drei Stunden, bis der Magen wieder leer ist. Besonders schwer verdauliche fettreiche Mahlzeiten bleiben häufig noch länger im Magen liegen und können nachts unangenehm auf das Zwerchfell drücken. Auch Rohkost am Abend ist nicht immer gut verträglich – so gesund sie auch ist. Sie kann zu nächtlichen Blähungen führen, die den Schlaf stören. Ein kleines Betthupferl ist aber in jedem Fall erlaubt.

Getränke mit belebender Wirkung – zu denen übrigens auch schwarzer Tee, Matcha- und Mate-Tee zählen – sind für Menschen mit Schlafstörungen nach 16 Uhr No-Gos. Auch große Trinkmengen am späteren Abend können den Schlaf durch den unausweichlichen nächtlichen Gang zur Toilette stören.

Alkohol ist kein empfehlenswerter Schlummertrunk. Er sorgt für eine schlechte Schlafqualität und gestörte Schlafphasen. Insbesondere die für unsere Psyche so wichtigen REM-Phasen sind unter Alkoholeinfluss deutlich verkürzt. Bei entsprechender Menge führt Alkohol in der ersten Phase zu einem narkoseähnlichen Schlaf. Sobald der Großteil des Alkohols abgebaut ist, wird der Schlaf oberflächlich und unruhig. Regenerative Prozesse werden massiv behindert.

Rituale: Pflegen Sie bestimmte Gewohnheiten vor dem Schlafengehen. Egal ob Sie fünf Minuten den Nachthimmel betrachten oder sich eine heiße Milch mit Honig gönnen: Tun Sie es mit Genuss.

Smartphone und Fernsehen tragen zur Reizüberflutung bei und lassen unser Gehirn nicht zur Ruhe kommen. Dagegen hilft es, ein paar Seiten zu lesen oder eine Entspannungs-App (Seite 143) anzuhören – oft fallen die Augen bald von selbst zu.

Licht unterdrückt die Melatoninproduktion, selbst bei geschlossenen Lidern. Deshalb sollten Sie alle Lichtquellen aus dem Schlafzimmer verbannen – auch das Smartphone, das regelmäßig neue Nachrichten anzeigt.

Fenster auf! Gutes Durchlüften vor dem Schlafengehen und eine kühle Raumtemperatur fördern einen erholsamen Schlaf.

Kalte Füße schlafen nicht gut. Eine Wärmflasche sorgt für wohlige Behaglichkeit. Eine gute Alternative ist ein warmes Fußbad mit ein paar Tropfen Rosenöl direkt vor dem Zubettgehen.

Fußmassage: Gönnen Sie Ihren Füßen abends eine sanfte Massage. Die können Sie wunderbar selbst durchführen. Wenn ein lieber Mensch sich der Sache annimmt, umso besser. Den Zehen sollten Sie dabei besondere Aufmerksamkeit schenken, denn in diesem Bereich spiegeln sich reflektorisch Gehirn und Sinnesorgane (Seite 133). Noch entspannender wird das Ganze unter Verwendung eines duftenden Aromaöls: Mischen Sie drei Tropfen Lavendelöl mit einem Teelöffel Mandelöl und massieren Sie es sanft ein.

Den Akupressurpunkt HK7 (Abb. Seite 128) können Sie problemlos im Bett liegend stimulieren. Das sorgt für Entspannung und beruhigt den Geist.

Gewichtsdecke: Hierbei handelt es sich um eine beschwerte Bettdecke, die bei Schlafstörungen helfen soll. Dahinter steckt das Prinzip der »Deep Pressure Stimulation«: Gleichmäßiger sanfter Druck auf den Körper soll das parasympathische Nervensystem aktivieren, dadurch Stresshormone reduzieren und die Ausschüttung von Serotonin fördern. In mehreren, qualitativ allerdings nicht hochwertigen Studien zeigte sich tatsächlich ein positiver Effekt.

Eine kleine Dankbarkeitsübung sollte zur täglichen Abendroutine gehören (s. Box). Warum? Ganz einfach: Negative Gedanken abends im Bett behindern das Einschlafen und stören die Regeneration unseres Gehirns in der Nacht. Dankbarsein hat einen positiven Effekt auf unsere physische und psychische Gesundheit. In dem Moment, wo wir Dankbarkeit spüren, können wir nicht gleichzeitig an etwas Negatives denken. Unser Gehirn kann seinen Fokus nicht zur selben Zeit auf diese unterschiedlichen Gefühle richten. Wenn wir dankbar sind, verspüren wir ein Gefühl der Zufriedenheit. Und Zufriedenheit schüttet Glückshormone im Gehirn aus. Die innere Anspannung lässt nach. So finden wir leichter in einen erholsamen Schlaf.

Dankbarkeitsübung

Nehmen Sie sich täglich bewusst ein paar Minuten Zeit, und das am besten abends vor dem Schlafengehen. Fragen Sie sich ganz gezielt: »Wofür bin ich dankbar?« Lassen Sie den Tag Revue passieren und finden Sie drei Dinge, für die Sie dankbar sind. Das können ganz kleine Dinge sein, wie ein unerwartetes Kompliment, eine nette Begegnung, ein schöner Augenblick. Oder auch mal große Dinge wie die Tatsache, keine finanziellen Sorgen zu haben, oder einen Lieblingsmenschen, auf den Sie sich immer verlassen können. Am besten, Sie schreiben Ihre Gedanken in ein kleines Heft. Beginnen Sie jeden Satz mit: »Ich bin dankbar für ...«.

Entspannung und Stressbewältigung

Stress ist Teil unseres Lebens. Wir haben es – zumindest teilweise – selbst in der Hand, ob er unserer Gesundheit schadet oder sogar nützt. Stress trainiert physiologische Anpassungsreaktionen von Körper und Psyche. So lernen wir mit unterschiedlichen Belastungssituationen besser zurechtzukommen. Kurz anhaltende Stressphasen können sogar als stärkend und belebend empfunden werden. Man spricht dann von Eustress.

Problematisch wird es, wenn sich Körper und Psyche zwischen den Stressphasen nicht ausreichend erholen können, sei es, weil es sich um eine chronische Belastung handelt, oder auch, weil wir keine guten Strategien zur Bewältigung haben, nicht für Entspannung und Regeneration sorgen können. Chronisch negativer Stress, auch als Disstress bezeichnet, überfordert und macht uns krank.

Problemtrance – Lähmung durch negative Gedanken

Klimawandel, Kriege, Demokratien in der Krise – das sind nur ein paar Stichworte, bei denen unsere Alarmglocken schrillen. Das Weltgeschehen bereitet vielen Menschen – zu Recht – immer mehr Sorgen. Unsere Aufmerksamkeit wird zunehmend durch täglich neue schlechte Nachrichten gebunden. Die Gedanken kreisen immer wieder um all diese Themen und finden keine Lösung. Mehr und mehr macht sich ein Gefühl der Machtlosigkeit und Resignation breit. Psychologen haben den Begriff der »Problemtrance« geprägt. Er beschreibt die zunehmende »Lähmung«, die sich durch übermäßige Beschäftigung mit negativen Gedanken einstellt. Sie kann bestehenden Disstress in ganz erheblichem Maß verstärken, wenn wir keine guten Bewältigungsstrategien haben.

Was macht Stress mit uns?

Wir verfügen, vereinfacht gesagt, über zwei »Stressachsen«, die unterschiedliche Stressreaktionen im Körper auslösen, je nachdem, ob es sich um akute oder chronische Belastungssituationen handelt.

Kurzfristige Stressreaktion: In einer akuten Stresssituation erfolgt über eine zentrale sekundenschnelle Aktivierung des Sympathikusnervs eine Aktivierung des Nebennierenmarks. Dieses setzt Stresshormone wie das Adrenalin frei. Blutdruck und Herzfrequenz schießen in die Höhe, Herz, Gehirn und Muskulatur werden vermehrt durchblutet. Durch eine Erweiterung der Bronchien und eine Erhöhung der Atemfrequenz wird der Körper besser mit Sauerstoff versorgt. Die

Blutzuckerdepots werden mobilisiert, sodass mehr Energie für die Zellen zur Verfügung steht. Untergeordnete Funktionen wie die Verdauung werden gehemmt.

Langfristige Stressreaktion: Bei chronischem Stress springt die zweite Stressachse an. Durch zentrale Regelkreisläufe via Hypothalamus und Hypophyse wird die Nebennierenrinde dauerhaft stimuliert, Cortisol wird vermehrt ausgeschüttet. Es wirkt entzündungshemmend, bei chronischer Ausschüttung hemmt es aber auch die Aktivität des Immunsystems – es ist immunsuppressiv. Gleichzeitig erhöht Cortisol den Blutzuckerspiegel, was auf Dauer zu einer diabetischen Stoffwechsellage führen kann. Es macht uns reizbar und niedergeschlagen und stört den Schlaf-Wach-Rhythmus. Neuroanatomische Untersuchungen zeigen zudem, dass chronisch erhöhte Cortisolspiegel zu einer Zerstörung von Nervenzellen im Hippocampus führen. Der Hippocampus ist die Region, die für Lernen und Gedächtnis eine zentrale Rolle spielt. Dies ist vermutlich einer der Gründe dafür, dass Menschen mit chronischem Stress – auch im Rahmen einer Depression – oft Gedächtnis- und Konzentrationsprobleme aufweisen.

Während Katecholamine (Adrenalin, Noradrenalin) also bei Empfindungen wie Angst oder Aggression ausgeschüttet werden und den Körper in den Modus »Kampf oder Flucht« versetzen, spielt Cortisol vorwiegend bei negativen Emotionen wie Trauer, Hoffnungslosigkeit und passivem Rückzug eine Rolle. All diese Hormone sind Bestandteil eines jahrtausendealten Regelsystems.

Aber die Anforderungen des Lebens haben sich grundlegend verändert. Früher war es eine Frage von Leben und Tod, blitzschnell die Flucht zu ergreifen oder zu kämpfen – Fähigkeiten, die heutzutage kaum noch beansprucht werden. Dafür bietet unser modernes Leben andere Stressoren: Leistungsdruck, Arbeitsverdichtung, Zeitdruck, Reizüberflutung und vieles mehr. Dazu kommt der hohe Anspruch an uns selbst, perfekt zu funktionieren, alles geregelt zu bekommen, ohne zu klagen: Familie, Beruf, Freizeit, Partnerschaft, Pflege von Angehörigen. Gerade wir Frauen tappen gerne in diese Falle. Ärger schlucken wir oft hinunter, einen Wutanfall deuten wir als mangelnde Selbstkontrolle. Negative Gefühle wie Trauer oder Angst verstecken wir, um keine Schwäche zu zeigen. Viele machen die Dinge lieber mit sich selbst aus, um niemanden zu belasten.

Doch auch wenn wir uns den Stress nicht anmerken lassen – unser Körper lässt sich nicht täuschen, er reagiert wie seit Jahrtausenden: Die Stresshormone kreisen trotzdem im Blut und wirken auf ihre Zielorgane. Untersuchungen haben ergeben, dass bei Menschen, die chronischem Stress ausgesetzt sind, die Stresshormonlevel erhöht sind, sogar wenn sie sich gar nicht gestresst fühlen.

Disstress hat negative Auswirkungen auf nahezu alle körperlichen und seelischen Bereiche. So erhöht er das Risiko, einen Diabetes, Bluthochdruck oder einen Schlaganfall zu entwickeln. Das Immunsystem wird nachhaltig gestört, was sich in einer erhöhten Infektanfälligkeit und dem vermehrten Auftreten von Autoimmunerkrankungen zeigt. Durch die dauerhafte Ausschüttung von Stresshormonen kann es zu einer Erschöpfung der Hypophysen-Nebennierenrinden-Achse kommen, was zu abnehmender körperlicher Leistungsfähigkeit und zunehmender Erschöpfung führt. Chronisch-entzündliche Erkrankungen wie Neurodermitis treten vermehrt auf und haben schwerere Verläufe. Betroffene entwickeln häufiger funktionelle Erkrankungen wie einen Reizdarm. Vor allem auch die psychische Gesundheit leidet: Depression, Burnout, Angst und Zwangsstörungen können die Folge sein.

Neuroplastizität: Hinter dem bereits erwähnten Begriff »Neuroplastizität« verbirgt sich ein Phänomen, das wir bis vor ein paar Jahrzehnten noch nicht für möglich gehalten haben. Früher glaubte man, dass das Gehirn im Erwachsenenalter kaum noch veränderbar sei. Erkenntnisse aus der Neuropsychologie, der modernen Hirnforschung und der Psychologie belegen, dass sich unser Gehirn sehr wohl an neue Erfahrungen und Anforderungen anpassen kann. Unser Verhalten und unser Denken können seine Struktur, seine Verbindungen und seine Funktionen beeinflussen. Entscheidend ist die Häufigkeit, mit der unser Gehirn mit positiven oder negativen Anforderungen konfrontiert wird. Für Fibromyalgiepatientinnen bedeutet das konkret: Durch die richtigen Bewältigungsstrategien gegen Schmerzen und chronischen Stress kann es gelingen, negative Auswirkungen auf das Gehirn zu verhindern und teilweise sogar rückgängig zu machen.

Entspannung und Achtsamkeit

Die gezielte Lenkung der Aufmerksamkeit spielt bei der Schmerztherapie eine entscheidende Rolle. Jede kennt das Gefühl, den eigenen Schmerz für eine kurze Zeit vergessen zu können, z. B. weil ein Gespräch so packend, ein Ausflug an den See so entspannend, ein Sonnenuntergang so schön ist. Deshalb sind Achtsamkeitsübungen und Entspannungspraktiken tragende Säulen eines breit aufgestellten Behandlungskonzeptes.

Entspannungsverfahren und die Schulung der Achtsamkeit sind keine neue Erfindung der Mind-Body-Medizin. Ihre Tradition wurzelt in traditionellen Medizinsystemen wie der Traditionellen Chinesischen Medizin (TCM) oder dem Ayurveda. Auch in Sebastian Kneipps Ordnungstherapie finden sich schon Hinweise darauf, wie wichtig es ist, auf die Signale seines Körpers zu achten und im richtigen Augenblick für Ruhe und Entspannung zu sorgen.

Wissenschaftliche Untersuchungen belegen den gesundheitlichen Nutzen von Achtsamkeits- und Entspannungspraktiken. So konnte nachgewiesen werden, dass Personen, die regelmäßig Entspannungstechniken praktizieren, mehr körpereigene Opioide, also morphinähnliche Botenstoffe, produzieren.[17] In anderen Studien ließ sich ein verringerter Bedarf an Schmerzmitteln bei Schmerzzuständen ermitteln[18] und Stressreize führten zu einer geringeren Aktivierung des Herz-Kreislauf-Systems.[19]

Wie neurowissenschaftliche Forschungen anhand von MRTs gezeigt haben, nimmt unter regelmäßigem Achtsamkeitstraining die allgemeine Aktivität in Hirnarealen ab, die in stress- und angstbesetzten Situationen normalerweise sehr aktiv sind. Dazu gehören die Amygdala, unser Angstzentrum, und der Hippocampus. Im präfrontalen, orbitofrontalen und somatosensorischen Cortex ist bei regelmäßiger Praktik dagegen eine erhöhte Aktivität nachweisbar.[20] Hier sind die Aufmerksamkeits- und Gefühlsregulation und das Zentrum der Selbstwahrnehmung verortet. Eine verstärkte Aktivität in diesen Bereichen bedeutet in der Konsequenz eine Stimmungsaufhellung, weniger Gedankenkreisen und Angst.

Den eigenen Weg finden: Viele Wege führen nach Rom und mindestens ebenso viele zur Entspannung. Ohne Zweifel verbessern Achtsamkeitspraktiken und Entspannungsverfahren die Stresstoleranz und die Schmerzbewältigung. Welches Verfahren das für Sie passendste ist, lässt sich nicht generell sagen. Es hängt entscheidend von Ihren Vorlieben, Ihrer Persönlichkeit und den körperlichen und zeitlichen Ressourcen ab.

Ein naturverbundener Mensch kann beim Waldspaziergang womöglich besser abschalten als beim Yoga in der Gruppe. Qigong finden die einen wunderbar entspannend, die anderen ziemlich langweilig. Probieren Sie es aus. Ob Feldenkrais, Progressive Muskelrelaxation nach Jacobson, Meditation, Bodyscan oder eine andere Form von Achtsamkeitstraining – Hauptsache, es wird regelmäßig praktiziert. Praktisch sind auch Apps. Am Ende des Buchs (Seite 143) habe ich Ihnen – ohne Anspruch auf Vollständigkeit – ein paar hilfreiche Entspannungs-Apps aufgelistet. Optimal wäre es, wenn Sie auch eine Technik für zwischendurch erlernen, beispielsweise eine einfache Atemtechnik, die nicht viel Zeit in Anspruch nimmt. Im Kapitel »Atemtherapie« (Seite 74) finden Sie dazu einige Anregungen.

Wichtiger als die Dauer sind auch hier die Qualität und die Regelmäßigkeit. Bauen Sie feste Entspannungsroutinen in Ihren Alltag ein. Auch ein kurzer Abendspaziergang, ein duftendes Aromabad oder ein gelegentlicher entspannter Saunabesuch können Wohlbefinden und Entspannung vermitteln. Finden Sie Ihren individuellen Weg.

Die Geschichte von der alten weisen Frau und den Glücksbohnen

Eine sehr alte, weise Frau verließ ihr Haus nie, ohne vorher eine Handvoll Bohnen einzustecken. Sie nahm die Bohnen mit, um so die schönen Momente des Lebens besser zählen zu können.

Für jeden Glücksmoment, den sie tagsüber erlebte – zum Beispiel ein fröhlicher Schwatz auf der Straße, ein köstlich duftendes Brot, das Lachen eines Menschen, das Zwitschern eines Vogels –, für alles, was die Sinne und das Herz erfreut, ließ sie eine Bohne von der rechten in die linke Jackentasche wandern. Manchmal waren es auch zwei oder drei Bohnen, die auf einmal den Platz wechselten.

Abends saß die weise Frau dann zu Hause und zählte die Glücksbohnen aus der linken Jackentasche. So führte sie sich vor Augen, wie viel Schönes ihr an diesem Tag widerfahren war, und freute sich darüber. Und sogar an einem Abend, an dem sie nur eine einzige Bohne zählte, war der Tag für sie ein glücklicher Tag – es hatte sich gelohnt, ihn zu leben.

Verfasser unbekannt

Imagination – die Macht der Gedanken: Jeder Mensch kann sich etwas vorstellen. Unsere Vorstellungskraft ist an keine Grenzen gebunden, weder an Raum oder Zeit noch an die Realität. Alles ist möglich. Das macht sich die Technik der Imagination zunutze, also die Arbeit mit inneren Bildern. Imaginationen werden bei unterschiedlichen Psychotherapieformen eingesetzt, so auch bei der kognitiven Verhaltenstherapie.

Untersuchungen haben gezeigt, dass bei Dingen, die wir uns bewusst vorstellen, die gleichen Prozesse in unserem Gehirn und Körper ablaufen, als würden wir sie in der Realität erleben. Natürlich sind die psychischen und physischen Reaktionen nicht so stark, aber sie sind messbar. Auf diesen Effekt zielen auch Imaginationsübungen ab. An der Vorstellung von Bildern oder kurzen Handlungen können alle Sinne beteiligt sein. Beispielsweise stelle ich mir eine wunderschöne Rose vor und rieche den Duft. Oder ich pflücke einen saftigen Pfirsich und beiße hinein.

Versuchen Sie doch einmal, Ihre Vorstellungskraft bewusst zu beeinflussen. Gibt es vielleicht einen besonderen Ort, der Ihnen das Gefühl von Geborgenheit, Zufriedenheit und Ruhe gibt, kurz, der Ihnen ein gutes Gefühl vermittelt? Das kann ein Ort aus Ihrer Vergangenheit sein oder auch ein fiktiver Ort. Schließen Sie die Augen und lassen Sie Ihre Gedanken schweifen. Wie sieht dieser Ort aus, welche Farben sehen Sie, was spüren Sie, wie riecht es hier?

Es braucht ein bisschen Übung, aber Sie werden feststellen, dass es Ihnen nach und nach immer besser gelingen wird, an diesen Ort zu gelangen. Imagination eignet sich perfekt als Entspannungstechnik für zwischendurch.

Wer andere lobt, fühlt sich selbst besser: Wissenschaftler der Universität Heidelberg haben herausgefunden, dass beim Austausch von wertschätzenden Worten und Komplimenten Hirnareale des Empathie- und Belohnungssystems im limbischen System aktiviert werden. Dieselben Belohnungsschaltkreise reagieren auch, wenn wir ein gutes Essen genießen oder im Lotto gewinnen. Interessanterweise werden diese Gehirnareale sowohl bei der Person, die das Lob erhält, als auch bei derjenigen, die ein Lob ausspricht, aktiviert.[21]

Was tut mir gut?

Gute Bewältigungsstrategien sind immer mit etwas Positivem verknüpft. Machen Sie sich deshalb darüber Gedanken, was Ihnen persönlich wirklich guttut, was Sie mögen. Setzen Sie sich in Ruhe hin und schreiben Sie auf, was Ihnen Entspannung bringt, angenehme Gefühle auslöst und die Schmerzen positiv beeinflusst. Sammeln Sie Ihre Ideen über mehrere Tage. Auch Ungewohntes und Neues hat seinen Platz auf der Liste. Versuchen Sie, diese Dinge öfter in Ihr Leben einzubauen. Positive Gedanken und Erfahrungen verändern nicht nur die Psyche. Sie helfen auch, negativen Erfahrungen ihren Schrecken zu nehmen.

Was bringt mir die beste Entspannung?

Entspannung richtet sich immer nach individuellen Vorlieben.
Hier ein paar Beispiele:

Sauna • ein heißes Bad nehmen • Massagen • Musik hören

im Wald spazieren gehen • Yoga • Meditieren • Freunde treffen

am Wasser sitzen und die Gedanken treiben lassen

gute Filme oder Serien schauen • Lesen • in Ruhe Cappuccino trinken

mein Lieblingsessen kochen • Handarbeit • Zeichnen

mein Haustier • Kuscheln • Gespräch mit der besten Freundin

Ruhe • Tanzen • Klavier spielen

Eigene Ressourcen (wieder-) entdecken

Wichtig bei der Behandlung von Schmerzen und anderen Krankheitssymptomen des Fibromyalgiesyndroms ist die Aktivierung und das Wiederentdecken der Selbstwirksamkeit. Was bedeutet das konkret? Selbstwirksamkeit ist die Überzeugung einer Person, eine bestimmte Aufgabe erfolgreich bewältigen zu können. Selbstwirksame Menschen glauben daran, dass sie neue Dinge erfolgreich lernen, Einfluss nehmen und damit schwierige oder herausfordernde Situationen gut meistern können. Kurz gesagt, diese Menschen glauben an sich selbst.

Studien belegen, dass Selbstwirksamkeit einen entscheidenden Einfluss darauf nimmt, wie eine Person denkt, fühlt und handelt. Dabei spielt es eine untergeordnete Rolle, was die Person tatsächlich kann. Manche Menschen glauben mehr an sich als andere, obwohl sie gar nicht mehr können. Sie haben einfach nur mehr Selbstvertrauen.

Kann man seine eigene Selbstwirksamkeit steigern? Ja, man kann! Das geht aber nicht von heute auf morgen, sondern in kleinen Schritten.

Der erste Schritt: Der erste und wichtigste Schritt ist, dass Sie sich Ihrer Stärken und Ressourcen bewusst werden Dazu gehören innere Ressourcen, also persönliche Eigenschaften und Fähigkeiten, genauso wie äußere Ressourcen. Nehmen Sie sich ausreichend Zeit für Ihre Überlegungen. Schreiben Sie alles auf, was Ihnen dazu einfällt. Auch scheinbar Unwichtiges kann sich irgendwann als hilfreich erweisen. Vielleicht fragen Sie auch liebe Menschen aus Ihrem nächsten Umfeld, was diese an Ihnen schätzen. Sie werden sehen, da kommt eine Menge zusammen. Eine kleine Ideensammlung als Inspiration habe ich beigefügt (Seite 66).

Der zweite Schritt: Stecken Sie sich kleine erreichbare Ziele und freuen Sie sich hinterher über den Erfolg. Loben Sie sich dafür und seien Sie stolz auf sich. Mögliche Ziele könnten sein, täglich eine kleine Abendrunde zu drehen, einmal in der Woche etwas mit der besten Freundin zu unternehmen oder ein vergessenes Hobby zu reaktivieren.

Weitere Schritte: Begeben Sie sich ab und zu aktiv in »schwierigere« Situationen und probieren Sie auch einmal etwas aus, das Sie ein bisschen Überwindung kostet. Es muss ja nicht gleich Bungeespringen sein. Vielleicht übernehmen Sie die Organisation einer Feier oder die Leitung einer Gesprächsrunde?

Oft motiviert es, sich andere Menschen, die ähnliche Fähigkeiten haben, zum Vorbild zu nehmen. Sind Sie beispielsweise ein sehr kreativer Mensch, ein Mensch, der gut organisieren kann, oder jemand, der sehr sprachbegabt ist? Wagen Sie einen Blick über den Tellerrand. Was ma-

ÜBER WELCHE INNEREN UND ÄUßEREN RESSOURCEN VERFÜGE ICH?

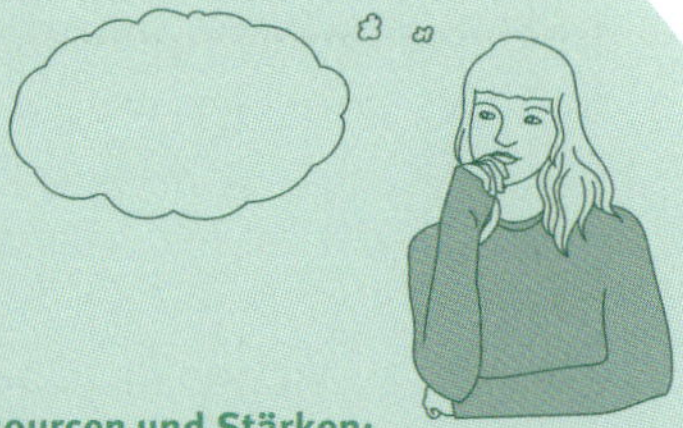

Äußere Ressourcen:
Lieblingsmensch, Familie, bester Freund/beste Freundin, guter Freundeskreis, Kinder, Partnerin/Partner, Beruf, den ich gerne mache, Hobby, Haustier, finanzielle Sicherheit, Garten...

Innere Ressourcen und Stärken:
Einfühlungsvermögen, Willensstärke, Herzlichkeit, Toleranz, Kreativität, Spiritualität, Humor, Kommunikationsfähigkeit, Engagement, gute Beobachtungsgabe, Hilfsbereitschaft, Selbstbewusstsein, kritisches Denken, Geduld, Organisationstalent, Neugierde, Leidenschaft, Selbstständigkeit, Großzügigkeit, Verantwortungsbewusstsein, Durchhaltevermögen, Pragmatismus, Zuverlässigkeit, Kontaktfreudigkeit, Spontanität, Überzeugungskraft, Loyalität, Zielstrebigkeit, Offenheit...

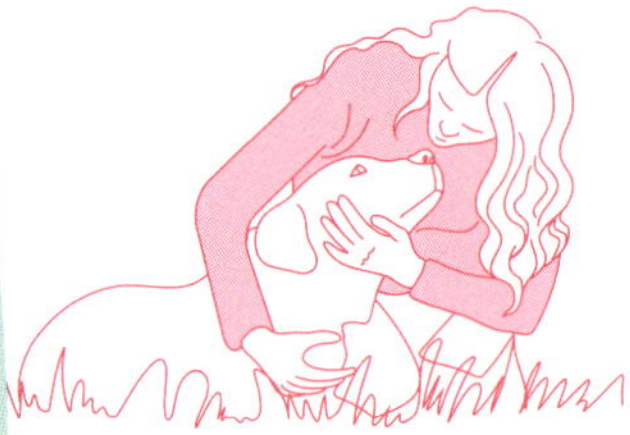

Über welche Ressourcen verfüge ich? Was mag ich an mir?

chen andere Menschen mit vergleichbaren Eigenschaften und Talenten? Möglicherweise liefert Ihnen das Inspiration, positives Feedback und Mut für Ihr eigenes Handeln.

Trauen Sie sich. Erkunden Sie neue, andere Wege, um sich verloren Geglaubtes zurückzuerobern. Übernehmen Sie wieder das Ruder und lassen Sie sich von der Fibromyalgie nicht Ihr Leben diktieren. Mit vielen kleinen Schritten und ohne Erfolgsdruck kommt man dem Ziel auch näher. Entscheidend ist doch, was am Ende herauskommt, auch wenn es vielleicht etwas länger dauert.

Genusstraining ist Selbstfürsorge

Laut Definition ist Genuss eine positive Sinneswahrnehmung, bei der mindestens ein Sinnesorgan angeregt wird. Stellen Sie sich vor, Sie arbeiten am Computer. Nebenbei trinken Sie Ihren Kaffee. Hin und wieder essen Sie einen Keks aus der Packung auf dem Schreibtisch. Kommt Ihnen das bekannt vor?

Wie häufig nehmen wir gar nicht bewusst wahr, was wir gerade tun! Ob der Kaffee abgestanden ist, schmecken wir gar nicht, Hauptsache, er hält uns wach. Und die Kekse befriedigen schnell unsere Lust auf etwas Süßes. Genuss ist das keiner.

Muss Genuss wirklich trainiert werden? Es ist ja nicht so, als wüssten wir nicht, was Genuss bedeutet. Aber im Alltag nehmen wir uns kaum Zeit für bewusstes Genießen. Viele Menschen haben die Fähigkeit, bewusst zu genießen, bereits verloren. In einer Umfrage in Deutschland stimmten 46 Prozent der Befragten zu, dass es ihnen im stressigen Alltag immer seltener gelingt, etwas zu genießen. Bei den Jüngeren lag der Wert sogar bei 55 Prozent. Zudem wird der Studie zufolge Genuss eng mit Leistung verbunden. 81 Prozent der Befragten gaben an, ihnen falle es leichter zu genießen, wenn sie vorher etwas geleistet hätten.[22]

Warum Genießen so wichtig ist

Die Menschen hierzulande tun sich mit dem Genießen also immer schwerer. Der ständige Drang, überall dabei zu sein, und die Angst, etwas »Wichtiges« zu verpassen, hat mittlerweile schon eine eigene Bezeichnung: FOMO – »Fear of missing out«. FOMO ist bei Unter-25-Jährigen und Singles besonders verbreitet. Auch der Drang zur Selbstoptimierung, der mir besonders bei jüngeren Frauen oft auffällt, lässt wenig Spielraum für gezieltes Wahrnehmen und Genießen.

Eigentlich schade. Denn Genießen bringt erwiesenermaßen eine ganze Reihe von gesundheitlichen Vorteilen:

- Es reduziert Anspannung und erhöht die Stressresistenz.
- Es gibt uns Energie.
- Es stärkt unsere positive Sicht auf uns selbst.
- Es schärft unsere Sinne und verbessert die Körperwahrnehmung.
- Es reduziert Angst und Depression.
- Es führt zu mehr Wohlbefinden und erhöht unsere Lebensqualität.

Genießen erleichtert die Balance zwischen Erholung und Beanspruchung. Sich selbst etwas Gutes zu tun, löst ein angenehmes Gefühl aus, triggert im Gehirn eine sogenannte »Entspannungsreaktion«. Diese wiederum hat einen positiven Einfluss auf unsere Psyche und wirkt sich auch auf unser körperliches Wohlbefinden aus.

In der multimodalen Schmerztherapie ist das Genusstraining seit vielen Jahren etabliert. Auch bei anderen chronischen Erkrankungen ist es ein wichtiges Tool, um die Krankheitsbewältigung zu unterstützen und Symptome zu lindern. Bewusstes Genießen aktiviert eigene Ressourcen. Es verbindet Selbstfürsorge und positives Erleben mit dem Moment, die Aufmerksamkeit weg von den Schmerzen und der Erschöpfung zu lenken. Dabei werden alle unsere Sinne angesprochen. Dieses ganz bewusste sinnliche Erlebnis ermöglicht uns eine Art »Schmerz-Ferien«, zumindest für kurze Zeit.

Leider sind Genuss und Selbstfürsorge gerade bei Patientinnen mit Fibromyalgiesyndrom manchmal ein heikles Thema. Man will ja funktionieren und andere nicht mit seiner Erkrankung belasten. Sich etwas Gutes tun, bewusst genießen wird oft als egoistisch empfunden. Nur wer etwas leistet, darf sich belohnen … Wer hat diese vermeintliche Regel eigentlich aufgestellt? Meist stehen wir uns selbst im Weg mit unserem hohen Anspruch an uns selbst.

Genuss mit allen Sinnen

Um richtig genießen zu können, müssen wir unsere Bedürfnisse kennen und unseren Gefühlen Raum geben. Genusstraining geht nicht nebenher und es braucht unsere ganze Aufmerksamkeit für diesen Moment. Wir müssen uns darauf konzentrieren, was wir tasten, schmecken, riechen, sehen oder hören, und gleichzeitig wahrnehmen, wie wir uns dabei fühlen. Das ist anfangs etwas ungewohnt, aber es funktioniert von Mal zu Mal besser. Man kann es trainieren. Und irgendwann wird es uns zur Gewohnheit, die kleinen besonderen Augenblicke im Alltag mit allen Sinnen zu genießen.

Die sieben Genussregeln nach Lutz und Koppenhöfer

In ihrem Therapieprogramm »Kleine Schule des Genießens«[23] erstellten die Psychologen Rainer Lutz und Eva Koppenhöfer eine hilfreiche Liste von Regeln, die die Genussfähigkeit fördern können:

1. **Genuss braucht Zeit.** Schaffe Raum für ein Erlebnis der Sinne ohne Zeitdruck und ohne Ablenkung.
2. **Genuss muss erlaubt sein.** Keine selbst auferlegten Verbote – Genuss ist unabhängig von erbrachter Leistung.
3. **Genuss geht nicht nebenbei.** Richte deine volle Aufmerksamkeit auf den Genussmoment.
4. **Genuss ist Geschmackssache.** Genuss ist individuell – finde heraus, was dir besondere Freude macht.
5. **Weniger ist mehr.** Qualität statt Quantität – gönne dir etwas Besonderes.
6. **Ohne Erfahrung kein Genuss.** Genuss intensiviert sich, wenn du ihn wiederholt erlebst, z. B. beim Verkosten unterschiedlicher Kaffeesorten und Brühvarianten. Verknüpfe schöne Erinnerungen mit aktuellen Sinneseindrücken, z. B. eine besondere Melodie, die ein gutes Gefühl auslöst, weil du sie mit einem schönen Erlebnis verbindest.
7. **Genuss ist alltäglich.** Entdecke genussvolle Momente im Alltag und nimm sie als etwas Besonderes wahr, beispielsweise den Geruch von frisch gemahlenem Kaffee.

Praktische Beispiele zur Schulung der Sinne

- **Sehen**: Farben, Lichtspiel, Oberflächenstrukturen, Wellen und Bewegungsabläufe
- **Hören**: Blätterrauschen, Regen, Musik, Vogelgezwitscher, Wasserplätschern, Klangschale
- **Riechen**: frisch geschlagenes Holz, Blumen und Kräuter, Parfum, frisch gebrühten Kaffee, ätherische Öle
- **Schmecken**: einzelne Komponenten des Essens bewusst verkosten, experimentieren mit ungewohnten Kräutern und Gewürzen, langsam kauen
- **Tasten**: Stoff auf der Haut fühlen, Sand durch die Hände laufen lassen, Baumrinde ertasten, einen Hund streicheln

Auch Garten- und Waldtherapie (rechte Spalte) können als eine Art Genusstherapie betrachtet werden.

Genusstagebuch: Vielen fällt es schwer, Genussmomente in ihrem Alltag zu entdecken. Ein Genusstagebuch schult die Wahrnehmung. Dazu brauchen Sie nur ein kleines Heft und fünf Minuten Zeit. Schreiben Sie jeden Tag auf, was Ihnen Genuss bereitet hat. Es muss kein Roman sein, ein paar Stichworte genügen schon. Bald werden Sie merken, dass Sie die kleinen Genussmomente im Alltag schneller entdecken und bewusster wahrnehmen. Und – ganz nebenbei bemerkt – das Bewusstmachen von positiven Erlebnissen wirkt sich auch positiv auf die Schlafqualität und die Regeneration des Gehirns aus.

Genussmomente schaffen: Sorgen Sie regelmäßig selbst für Ihre ganz persönlichen Genussmomente: Ein duftender Blumenstrauß in der Wohnung, die Tasse Tee morgens auf dem Balkon, ein heißes Bad mit Ihrem Lieblingsduft, barfuß über eine taunasse Wiese laufen, die Vögel an der Futterstelle im Garten beobachten oder einfach nur ein ruhiger Blick in den Sternenhimmel – ganz egal, was es ist, Hauptsache, es fühlt sich gut an und zaubert Ihnen ein kleines Lächeln ins Gesicht.

Gartentherapie und Waldbaden – heilsame Natur

Während das Waldbaden immer mehr Anhänger findet, ist die Gartentherapie hierzulande noch relativ unbekannt. Beides sind im weiteren Sinn Praktiken des Achtsamkeits- und Genusstrainings. Sie regen alle Sinne an, fördern nachweislich unser Wohlbefinden und tragen zur Entspannung bei.

Gartentherapie

Gärtnern als Therapieform wurde in den 1950er-Jahren in den USA zur Behandlung von traumatisierten Soldaten entwickelt. Heute wird sie in unterschiedlichen therapeutischen Einrichtungen mit Erfolg eingesetzt. Sie schult alle Sinne und die Feinmotorik, wirkt beruhigend und ausgleichend und fördert das Selbstbewusstsein.

Mittlerweile gibt es eine ganze Reihe von Studien, welche die gesundheitsfördernden Effekte der Gartentherapie wissenschaftlich belegen. So entwickelten Schmerzpatienten eine höhere Schmerztoleranz und konnten mit ihren Schmerzen besser umgehen. Das emotionale Befinden besserte sich und das Selbstwertgefühl wurde gestärkt. Die Konzentrationsfähigkeit erhöhte sich, ebenso wurde eine verbesserte Schlafqualität erzielt.

Wie sieht diese Therapie in der Praxis aus?

Bei der klassischen Gartentherapie leiten ausgebildete Gartentherapeutinnen und -therapeuten physisch oder psychisch kranke Menschen an, gärtnerisch tätig zu sein. Aber es muss nicht immer ein therapeutisches Setting sein, um die Natur als Heilfaktor zu nutzen: Wie die bemerkenswerte »Fenster-Studie« des Architekturprofessors Roger Ulrich zeigte, kann allein schon der Blick ins Grüne schmerzlindernd wirken und eine schnellere Genesung bewirken.[24] Im Sinne einer abgewandelten Gartentherapie kann auch die Beschäftigung mit Pflanzen im Garten oder auf dem Balkon unser körperliches und seelisches Befinden verbessern. Ein eigener Garten muss es gar nicht sein. Schon der kleinste Balkon reicht aus, wenn Sie sich Ihre persönliche Wohlfühloase schaffen möchten. Weitere Möglichkeiten bietet die Mitarbeit in Gemeinschaftsgärten oder Projekten im Rahmen der Stadtbegrünung.

Farbenfrohe Blumen heben die Stimmung, duftende Kräuter lassen die Gedanken auf Reisen gehen. Vielleicht ist auch Platz für ein kleines Gemüsebeet oder ein paar Beerensträucher? Anpflanzen, Pflegen und selbst Geerntetes genießen schenkt Freude und Gelassenheit. Den Pflanzen beim Wachsen zuzusehen entschleunigt. Kräuter und Früchte ernten und zu Tees, Marmelade oder Chutneys zu verarbeiten macht zufrieden.

Aber vergessen Sie nicht: Es geht um Genuss, um Entschleunigung. Muten Sie sich nicht zu viel zu; es soll Spaß machen und sich nicht nach Arbeit anfühlen, keine Bürde sein. Sobald die Pflege des Gartens zur Last wird, verkehrt sich der therapeutische Effekt ins Gegenteil.

Waldbaden – Waldtherapie

Die Waldtherapie hat ihren Ursprung in Japan, wo es überall im Land entsprechende Therapieeinrichtungen gibt. Professionelle Therapeutinnen und Therapeuten führen mit den Menschen Achtsamkeitsübungen und andere Maßnahmen im Wald durch, um psychische und physische Symptome zu lindern.

Der Begriff »Waldbaden« wird häufig synonym verwendet. Das ist aber nicht ganz korrekt. Waldbaden bezeichnet einen bewussten Aufenthalt im Wald zur Förderung von Entspannung und Wohlbefinden. Eine therapeutische Begleitung ist dabei aber kein fester Bestandteil. Das Waldbaden legt den Schwerpunkt auf den Genuss der Natur mit allen Sinnen.

Effekte des Waldbadens: Schon ein 90-minütiger Spaziergang im Wald führt zu einer Verringerung von negativen und grüblerischen Gedanken, wie eine Studie aus dem Jahr 2015 nachweisen konnte. Mehr noch: Es werden Bereiche im Gehirn deaktiviert, die bei Trauer und depressiven Gedanken überaktiv sind.[25] Eine andere Studie zeigte, dass ein Waldspaziergang zweimal in der Woche eine messbare Reduktion von Erschöpfung und Burn-out-Symptomen zur Folge hatte. Die Schlafqualität verbesserte sich bei den meisten Probanden ebenfalls deutlich. Diese Effekte waren interessanterweise bei Stadtspaziergängen nicht nachzuweisen.[26] Mehrere Studien wiesen nach, dass Aufenthalte im Wald die Aktivität des Sympathikus (Seite 27) herunterregulierten, auch der Spiegel des Stresshormons Cortisol fiel ab.

Wie erklärt man diese Wirkung? Aufenthalte im Wald entspannen. Hier gibt es keine Reizüberflutung, der Alltag macht für eine kurze Zeit Pause. Das sympathische Nervensystem wird herunterreguliert. Die Gedanken können zur Ruhe kommen. Wir können unsere Aufmerksamkeit gezielt auf das lenken, was die Sinne wahrnehmen. Die natürliche Harmonie des Waldes fördert nachweislich die Ausschüttung von Glückshormonen.

Was passiert beim Waldbaden im Gehirn? Unser Thalamus fungiert wie eine Art Scheinwerfer im Gehirn. Er bestimmt, was wir bewusst und auch unbewusst

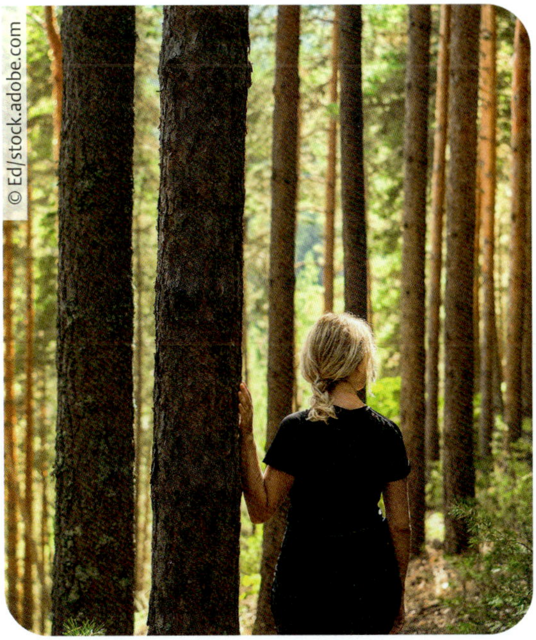

Waldbaden aktiviert all unsere Sinne und entspannt.

wahrnehmen. Wenn wir unsere Aufmerksamkeit nun ganz auf akustische oder visuelle Reize im Wald fokussieren, können wir nicht gleichzeitig negative und sorgenvolle Gedanken hegen. Wir »vergessen« sie sozusagen für den Moment. Dieses Ausblenden von negativen Inhalten lässt sich gezielt trainieren.

Auszeiten im Wald: Der Wald aktiviert all unsere Sinne, ohne sie zu überreizen. Licht und Schatten wechseln sich ab, ebenso relative Wärme mit Kühle. Es riecht nach Holz, Erde und Blüten. In

Naturgeräusche entspannen uns

Vogelgesang sowie Wind- und Wassergeräusche haben positive Auswirkungen auf unsere Gesundheit, wie eine amerikanische Analyse von 36 Studien zeigen konnte. Die Naturgeräusche konnten Schmerzen reduzieren, führten zu einer besseren Stressbewältigung, hoben die Stimmung und verbesserten sogar die kognitive Leistungsfähigkeit der Probandinnen und Probanden.[27]

das Rauschen der Blätter mischt sich das Knacken der Äste und Vogelgezwitscher, vielleicht auch das Plätschern von Wasser. Im Winter dagegen umfängt uns eine friedliche Stille – ein Zustand, an den wir uns – vor allem, falls wir in der Stadt wohnen – manchmal erst gewöhnen müssen. Unterschiedliche Grünschattierungen und die goldenen Farben des Herbstes wirken beruhigend. Unter dem Blätterdach bildet sich ein eigenes Mikroklima mit erhöhter Luftfeuchtigkeit und geringer Schadstoffbelastung. Der weiche Waldboden lädt zum Barfußgehen ein.

Wichtiger als die Dauer des Spaziergangs ist die Geschwindigkeit, mit der wir unterwegs sind. Je langsamer wir gehen, desto besser können wir uns auf die Sinnesreize fokussieren. Das ist am Anfang gar nicht so einfach, wie es sich anhört. Deshalb empfehle ich, den Fokus zu Beginn erst einmal auf eine einzige Sinneswahrnehmung zu richten. Das kann die visuelle Wahrnehmung sein oder auch die Konzentration auf akustische Reize. Im Laufe der Zeit wird es Ihnen immer leichter fallen, in diese Welt mit allen ihren Reizen richtig einzutauchen.

Lichttherapie für positive Energien

Licht kann unsere Stimmung im wahrsten Sinne des Wortes aufhellen, wie eine ganze Reihe von wissenschaftlichen Untersuchungen belegt. Lichtmangel führt nicht nur zu einer erhöhten Infektanfälligkeit, sondern oft auch zum »Winterblues«. Licht spielt für viele tagesrhythmische Körperfunktionen wie Hormonausschüttung, Stoffwechselaktivität oder den Schlaf-Wach-Rhythmus eine wichtige Rolle.

Lichtdusche sorgt für gute Stimmung

Großen Einfluss hat Licht auf die Bildung von Serotonin und Melatonin. So steigt durch Sonnenlicht oder sonnenähnliches Kunstlicht der Serotoninspiegel. Zum einen wird die Serotoninproduktion stimuliert, zum anderen wird der Botenstoff auch langsamer abgebaut. Das Glückshormon Serotonin sorgt für Gelassenheit, Zufriedenheit und dämpft Angstgefühle. Speziell das blaue Lichtspektrum (440–490 nm) hemmt die Melatoninausschüttung und aktiviert Bereiche des Gehirns, die für eine verbesserte Konzentration und erhöhte Aufmerksamkeit sorgen. Studien konnten zeigen, dass eine regelmäßige Lichttherapie bewirkt, dass Probanden nicht mehr so stark auf angstbesetzte visuelle Reize reagieren, was vermutlich mit einer Hemmung der Amygdala, unseres »Angstzentrums«, zu tun hat.

Werden die Tage kürzer, kommt es verstärkt zum Auftreten von Antriebslosigkeit, Schwäche und einer Abnahme der Konzentration, typischen Anzeichen einer Winterdepression. Die Lichttherapie ist hier schon lange ein etabliertes Therapieverfahren. Eine mindestens dreiwöchige Lichttherapie führte in placebokontrollierten Untersuchungen zu einer signifikanten Verbesserung der Symptome.[28] Aber auch bei der klassischen Depression und anderen psychischen Erkrankungen gibt es mittlerweile viele Belege für die positiven Auswirkungen einer Lichttherapie auf den Krankheitsverlauf.[29] Auch chronische Schmerzen bei Fibromyalgiepatientinnen ließen sich durch eine Lichttherapie lindern, wie eine Studie zeigen konnte.[30]

Wie wir alle wissen, ist Sonnenlicht wichtig für die körpereigene Vitamin-D-Synthese. Und der Vitamin-D-Spiegel ist bei der Fibromyalgie häufig erniedrigt. Schon eine Bestrahlung der unbedeckten Unterarme 20 Minuten pro Tag regt die Vitamin-D-Produktion an.

Wie funktioniert die Lichttherapie?

Eine Lichttherapie können Sie mit geeigneten Tageslichtlampen problemlos zu Hause durchführen. Zu beachten ist, dass die Lichttherapie frühmorgens am besten wirkt. Frühaufsteher sollten gegen 7.30 Uhr, Morgenmuffel eher gegen 8.30 Uhr ihre Lichttherapie durchführen. Wird die Lichttherapie zu früh oder zu spät durchgeführt, verschiebt sich der Tag-Nacht-Rhythmus in die falsche Richtung. Normalerweise werden Lampen mit einer Lichtstärke zwischen 3000 und 10 000 Lux empfohlen (Lux ist die Maßeinheit der Beleuchtungsstärke). Beides ist deutlich heller als eine normale Zimmerbeleuchtung. Auch die Farbtemperatur und insbesondere der Blaulichtanteil spielen eine Rolle. Eine Lichttherapie mit Bright-Light-Spektrum (Farbtemperatur 5000 Kelvin, 10 000 Lux) dauert 30 Minuten. Moderne Leuchtstoffröhren mit verstärkter Blaulichtausschüttung haben auch mit deutlich weniger Lux einen ausreichenden therapeutischen Effekt.

Der Abstand zur Lampe sollte etwa einen Meter betragen. Achten Sie darauf, dass das Licht von schräg oben und nicht direkt von vorne auf die Augen trifft. So blendet es nicht, gleichzeitig werden besonders viele der melanopsinhaltigen Ganglien in der Netzhaut stimuliert, die ihre Signale direkt an unsere »innere Uhr« senden. So ist die Lichttherapie noch wirksamer. Sie können währenddessen frühstücken oder lesen.

Einfach mal raus

Spaziergänge tun Körper und Seele gut. Ein sonniger Sommertag bringt es auf satte 100 000 Lux. Und die Lichtstärke an einem bewölkten Wintertag kann immerhin fast 3000 Lux erreichen. Die Lichtstärke eines unbeleuchteten Wohnzimmers hingegen übersteigt tagsüber kaum 50 Lux. Gerade im Winter sollten Sie sich von frostigen Temperaturen also nicht abschrecken lassen und das klare Winterlicht genießen. Das macht gute Laune und stärkt ganz nebenbei das Immunsystem.

Wie wirkt Licht?

Tageslicht reguliert und synchronisiert viele unserer Körperfunktionen. Das Licht trifft dabei auf Millionen von Sinneszellen auf der Netzhaut. Diese lichtempfindlichen Nervenzellen wandeln Licht in Nervenimpulse um, die wiederum über mehrere Stationen an die Sehrinde im Gehirn weitergeleitet und hier zu einer bewussten Wahrnehmung verarbeitet werden.
Für die Steuerung unseres Tag-Nacht-Rhythmus wird das einfallende Licht über spezialisierte melanopsinhaltige Ganglienzellen im Auge erfasst, von denen es schätzungsweise gerade einmal 3000 gibt. Sie sitzen vorwiegend im unteren Teil der Netzhaut, weshalb Licht, das von schräg oben kommt, auch besonders wirksam ist. Diese Nervensignale gelangen direkt zu unserer inneren Uhr, dem Nucleus suprachiasmaticus.

Bitte beachten: Eine Lichttherapie hat kaum Nebenwirkungen. Leiden Sie aber unter bestimmten Augenerkrankungen wie Netzhautablösung, Makuladegeneration oder erhöhtem Augeninnendruck, sprechen Sie vorher besser mit Ihrem Augenarzt. Einige Medikamente und auch bestimmte Erkrankungen können die Lichtempfindlichkeit der Haut erhöhen. Dann ist eine Lichttherapie nicht geeignet.

Atemtherapie entspannt Körper und Psyche

Über die Atmung können wir Einfluss auf unsere Psyche nehmen und eine Schmerzlinderung erzielen. Bei der Atemtherapie konzentrieren wir uns ganz bewusst auf unseren Atemfluss.

Atemübungen helfen uns, Stress zu reduzieren und angstbesetzte Situationen besser zu meistern. Eine bewusste Atmung kann man gezielt einsetzen, um Körper und Psyche zu entspannen. Und

Entspannung wirkt sich positiv auf den Schlaf aus. Bewusstes Atmen unterstützt zudem unsere Selbstwahrnehmung, indem die Aufmerksamkeit gezielt auf den eigenen Körper und die eigenen Emotionen gelenkt wird.

Wie hängen Atmung und Schmerz zusammen? Schmerz und Atmung sind eng miteinander verbunden. Wenn wir Schmerzen empfinden, verändert sich unsere Atmung, oft wird sie schneller und wir atmen flacher – eine Folge der Stressreaktion unseres Körpers. Dasselbe Phänomen beobachtet man auch bei Angst und großer Anspannung. Umgekehrt kann unsere Atmung auch die Schmerzwahrnehmung beeinflussen. Während einer forcierten Ausatmung beispielsweise spüren wir kurze Zeit weniger Schmerzen. Diesen Umstand nutzt man manchmal bei kurzen unangenehmen medizinischen Behandlungen, wie etwa dem Zug einer Drainage oder beim Entfernen von Nahtmaterial. Schmerzen können zu Muskelverspannungen führen, die wiederum die Zwerchfellatmung behindern und dadurch die Atemfunktion erheblich einschränken.

Wie wirkt Atemtherapie dem Schmerz entgegen?

Es gibt unterschiedliche Atemtechniken, die zu einer Verbesserung des Allgemeinbefindens und zu einer nachweisbar verminderten Schmerzempfindlichkeit führen. Dazu gehören besonders Techniken, die mit einer vertieften und verlangsamten Atmung arbeiten.

Positive Effekte auf Herzfrequenz und Blutdruck sind gut belegt, aber auch eine allgemeine Schmerzlinderung. Bewusstes Atmen mit der richtigen Technik stimuliert den Vagusnerv (Seite 26) und führt zu einer Entspannung der Muskulatur. Das verbessert die Mikrozirkulation und die Muskeln werden besser mit Sauerstoff versorgt. Auch die Psyche wird positiv beeinflusst. Für die Wirkung bei Angststörungen und Panikattacken gibt es gute Belege: Meist haben Angst- und Panikpatienten eine zu hohe Atemfrequenz. Eine vertiefte und entschleunigte Atmung reduziert auch die Schmerzempfindlichkeit nachweisbar, wie Studien belegen konnten. Mit gezielter Atemarbeit können wir unseren Vagusnerv aktivieren, was gleichzeitig zu einer verringerten Aktivität des Sympathikus führt. So werden weniger Stresshormone produziert, was uns weniger schmerzempfindlich macht. Die verbesserte Körperwahrnehmung lässt uns körperliche Signale wie Verspannungen in der Muskulatur besser erkennen. So können wir früher gegensteuern.

Dem Atem nachspüren

Um unsere Atmung gezielt therapeutisch nutzen zu können, müssen wir lernen, den Atemfluss wahrzunehmen. Dazu ist die Kontaktatmung sehr gut geeignet. Sie zeigt den Unterschied zwischen

Bauch- und Brustatmung auf, aktiviert den Vagusnerv, beruhigt den Herzschlag und entspannt. Die sanfte Berührung von Brust und Bauch hilft uns dabei, den Atemfluss zu lenken.

Übung: Legen Sie sich entspannt auf den Rücken. Nun legen Sie eine Hand oder beide Hände ohne Druck auf den Brustkorb. Fühlen Sie, wie sich der Brustkorb bei der Einatmung nach oben wölbt und bei der Ausatmung wieder absenkt. Stellen Sie sich nun vor, wie die Luft in alle Bereiche Ihrer Lungen strömt und die Lungenbläschen mit Luft füllt. Atmen Sie dazu ganz bewusst und tief durch die Nase ein, dann lassen Sie die Luft langsam wieder entspannt durch den leicht geöffneten Mund ausströmen. Wiederholen Sie das fünfmal. ❶

Nun platzieren Sie eine Hand oder beide Hände sanft auf dem Bauch. Versuchen Sie jetzt ganz bewusst über die Nase in den Bauch zu atmen, sodass sich dieser bei der Einatmung vorwölbt. Nach einer kurzen Pause lassen Sie die Luft durch den Mund wieder langsam ausströmen. ❷

Drei einfache Atemübungen: 1 + 2 Dem Atem nachspüren, 3 + 4 Platz im Brustraum schaffen, 5 + 6 Bewusst entschleunigen mit 47–11

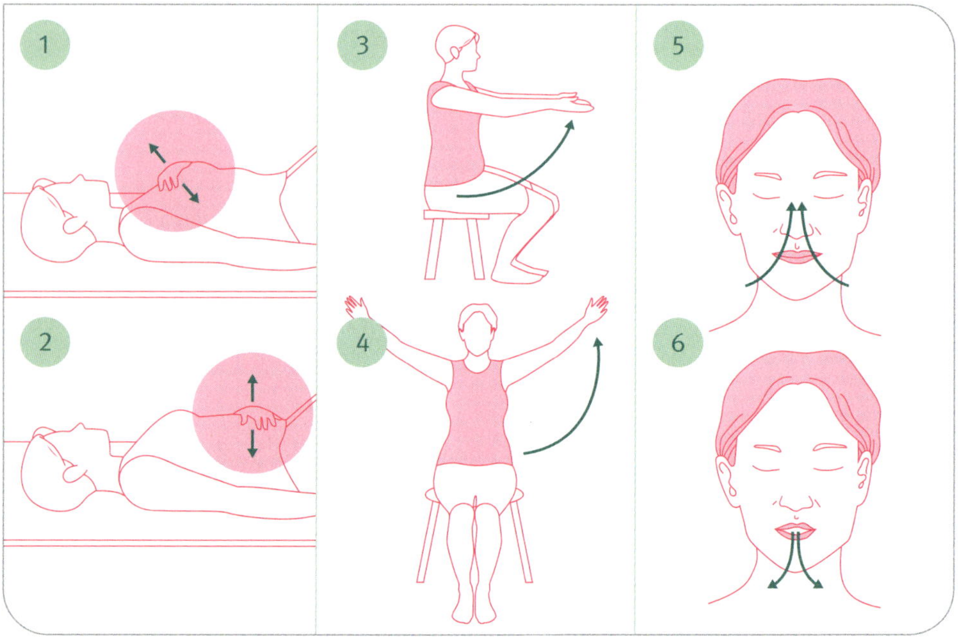

Wiederholen Sie die Bauchatmung fünfmal, dann machen Sie eine Pause.

Wiederholen Sie die Übung insgesamt dreimal.

Platz im Brustraum schaffen

Um frei atmen zu können, muss sich unser Brustkorb gut weiten können. Eine aufgerichtete Wirbelsäule schafft Platz, damit sich die Lunge richtig entfalten kann.

Übung: Setzen Sie sich locker auf einen Hocker und lassen Sie Ihre Arme neben sich baumeln. Nun beginnen Sie ruhig und tief einzuatmen. Dabei heben Sie Ihre gestreckten Arme langsam vor den Körper – die Handflächen zeigen nach oben – ❸, ziehen dann die Schulterblätter nach hinten und führen die Arme weiter über die Seite leicht hinter den Körper nach oben, als ob Sie mit ihnen ein V zeigen wollten. Sie merken, wie sich dabei das Brustbein hebt und der Oberkörper sich aufrichtet. Dadurch kann sich die Lunge besser entfalten. ❹
Beim Ausatmen senken Sie langsam Ihre Arme wieder und lassen alles locker.

Die Bewegung zehnmal wiederholen. Sie können die Übung genauso gut im Stehen machen, wenn es für Sie angenehmer ist.

Wichtig: Versuchen Sie wirklich langsam und vollständig einzuatmen.

Bewusst entschleunigen mit 47–11

Mit »47–11« verbinden die meisten von uns noch ein traditionelles Duftwasser. Deshalb ist die Zahl gut zu merken.

Übung: Diese Übung, auch »47–11-Methode« genannt, ist einfach und alltagstauglich. Atmen Sie vier Sekunden über die Nase ein (langsam bis vier zählen). ❺
Nach einer kurzen Pause atmen Sie über den leicht geöffneten Mund sieben Sekunden aus. Die Ausatmung dauert also knapp doppelt so lang wie die Einatmung. ❻

Machen Sie diese Atemübung insgesamt 11 Minuten lang. Auch wenn es ein paar Minuten weniger sind, ist diese Atemtechnik eine wirksame Methode, um Ihren Geist zu beruhigen und zu entspannen.

Reiztherapien

Sehr hilfreich sind auch Therapien, bei denen bestimmte Reize, etwa durch Kälte, Wärme oder Wasser, eingesetzt werden. Sie können je nach Anwendungsart z. B. schmerzlindernd, entzündungshemmend oder aktivierend wirken.

Die Therapie mit Wasser- und Temperaturreizen hat eine lange Tradition. Dabei wird Wasser in flüssiger, gasförmiger (Dampf) oder selten auch in gefrorener Form eingesetzt. Durch die Kombination mit Wärme- und Kältereizen lässt sich seine Wirkung noch intensivieren. Ziel dieser klassischen sogenannten »Regulationstherapien« ist der Erhalt oder die Wiederherstellung eines gesunden Normalzustandes des Körpers. In der Fachsprache werden solche Behandlungen »Hydro-Thermotherapie« genannt, wobei »Hydro« für Wasser steht, »Thermo« für Temperaturreize. Ein großer Vorteil der Hydro-Thermotherapie ist, dass wir sie problemlos eigenständig durchführen können. Und wir können sie je nach Beschwerden und persönlicher Vorlieben anpassen.

Hydro-Thermotherapie – ein breites Spektrum

Die gesundheitsfördernden Effekte der Hydro-Thermotherapie auf verschiedene Organ- und Funktionskreise sind wissenschaftlich gut belegt. Auch bei akuten Beschwerden sind Wasser und Temperaturreize wirksame kleine Helfer.

Sie haben einen schützenden Effekt auf unser Herz-Kreislauf-System, regen den Zellstoffwechsel an, verbessern die Gefäßelastizität, den Gas- und Nährstoffaustausch und stärken das Immunsystem. So machen sie unseren Körper widerstandsfähiger gegen Infekte, bremsen aber auch gleichzeitig chronische Entzündungen aus.

Regelmäßig angewandte Wärme- oder Kältereize wirken ausgleichend auf unser vegetatives Nervensystem. Gerade beim Fibromyalgiesyndrom ist hier meist das Gleichgewicht gestört. Störungen im Wärmehaushalt, Reizdarm, Herzklopfen oder Schlafstörungen sind typische Auswirkungen. Ein Effekt der Hydro-Thermotherapie ist die sogenannte »Vagotonisierung«: Die Aktivität des parasympathischen Nervensystems wird erhöht. Der Vagusnerv steuert vorwiegend Körperfunktionen, die unseren Stoffwechsel anregen und die Erholung unterstützen. Die Aktivität des Stressnervs Sympathikus wird dagegen herunterreguliert. Stimmungsaufhellende und schmerzlindernde Botenstoffe werden vermehrt ausgeschüttet. Mikro- und Makrozirkulation werden angeregt. So kommt es direkt zu einer Entspannung unserer Muskulatur.

Was bewirken thermische Reize?

Für Warmblütler – zu denen wir ja bekanntlich gehören – ist die Wärmeregulation absolut überlebenswichtig. Eine konstante Körperkerntemperatur ist sogar noch wichtiger als etwa ein gleichbleibender Blutdruck. Die Temperaturregulation ist eine zentrale Aufgabe des vegetativen Nervensystems (Seite 26). Unser Körper besitzt ca. 30 000 Wärmerezeptoren und 250 000 Kälterezeptoren, die ihre Signale pausenlos ans Gehirn weiterleiten. Der Hypothalamus ist das oberste Regelzentrum für die Körpertemperatur. Er reagiert auf externe Reize und kleinste Abweichungen von der Norm sofort mit entsprechenden Gegenmaßnahmen, um die Körpertemperatur konstant zu halten und das innere Gleichgewicht wiederherzustellen.

Durch gezielt gesetzte »Störungen« des Wärmehaushalts wie z. B. kalte Güsse lassen sich diese Gegenregulierungen trainieren. Das hat nicht nur auf unser vegetatives Nervensystem große Auswirkungen, sondern auch auf das Herz-Kreislauf-System, das Immunsystem und den Stoffwechsel. Werden diese Reize regelmäßig gesetzt, passt sich unser Organismus nach und nach an. Das Training dieser Anpassung trägt nachhaltig zu einer normalen Funktion des vegetativen Nervensystems bei, wie zahlreiche Studien belegen konnten.

Kurzfristige Effekte: Wärme führt direkt zu einer Weitstellung der Blutgefäße. Die Durchblutung erhöht sich, Verspannungen lösen sich. Wärme dämpft zudem das zentral gesteuerte Schmerzempfinden und wirkt beruhigend auf die Psyche.

Kaltreize verengen die Blutgefäße kurzzeitig. Nach wenigen Sekunden erfolgt jedoch eine reflektorische Weitstellung der Gefäße. Ein angenehmes Wärmegefühl macht sich breit und führt zu einer Entspannung auf allen Ebenen.

Langfristige Effekte: Regelmäßige thermische Anwendungen über einen längeren Zeitraum beeinflussen nachweislich unser vegetatives Nervensystem und die Hypothalamus-Hypophysen-Nebennieren-Achse. Es kommt zu einer Stabilisierung und Regulierung dieser übergeordneten Zentren, was unter anderem zu einer geringeren Stressanfälligkeit von Körper und Psyche führt. Die Wirkung auf verschiedene Neurotransmitter erklärt auch die stimmungsaufhellenden Effekte einer solchen »Trainingstherapie«.

Die Verbesserung der Mikro- und Makrozirkulation von Haut und Schleimhäuten bewirkt, dass wir weniger anfällig für Infektionen sind. Auch die allgemeine Abwehrsituation stabilisiert sich. Beispielsweise werden mehr Killerzellen gebildet.

Durch die verbesserte Funktion der Blutgefäße und weitere biochemische Anpassungsprozesse erhöht sich die Fähigkeit des Organismus, freie Radikale zu bewältigen. Diese spielen bei Alterungsprozessen und der immer besser erforschten »silent inflammation«, also chronischen Entzündungsprozessen im Körper, eine wesentliche Rolle. Kurzum: Unser antioxidatives Schutzsystem wird gestärkt.

Kneipp für zu Hause

Regelmäßige Kneipp'sche Anwendungen, die von dem Naturheilkundler Sebastian Kneipp (1821–1897) entwickelt wurden, wirken ausgleichend und stabilisierend auf Körper und Psyche. Gleichzeitig unterstützen sie regenerative Prozesse im Körper. Doch auch bei akuten Beschwerden wie Kopfschmerzen, Muskelschmerzen oder Erschöpfung können sie uns schnell Wohlbefinden schenken.

Das Therapiespektrum der Kneipp'schen Anwendungen ist umfangreich. Viele, jedoch nicht alle Anwendungen werden mit kaltem Wasser durchgeführt. Wir alle kennen das klassische Wassertreten im kalten Wasser – aber nicht jede oder jeder hat eine Kneippanlage in der Nähe. Tautreten und Schneelaufen im eigenen Garten sind gute Alternativen. Wirkungsvoll und leicht zu Hause durchzuführen sind Kneipp'sche Güsse oder Teilbäder, angepasst an Ihre persönlichen Bedürfnisse.

Wichtig bei Kaltanwendungen

Viele Kneipp'sche Anwendungen werden mit kaltem Wasser durchgeführt. Was Sie dabei beachten sollten:

- Keine Kaltanwendungen auf kalte Haut: Sorgen Sie vorher ggf. für Erwärmung durch Bewegung oder warmes Wasser.
- Bei Blasen- und Nierenentzündung, während der Menstruation und bei akuter Lumbago (Hexenschuss) sollten Sie grundsätzlich auf kalte Güsse an Beinen und Gesäß verzichten.
- Beginnen Sie immer herzfern: rechtsunten-außen.
- Atmen Sie bei kalten Güssen vorher ein und mit Beginn des Gusses aus, das macht die Sache leichter.

Güsse – ganz einfach selbst anwenden

Für die Selbstanwendung sind sogenannte Flachgüsse optimal. Sie werden idealerweise mit einem Gießhandstück, das an Stelle des Brausekopfs auf den Duschschlauch geschraubt wird, durchgeführt. Ersatzweise können Sie auch einen Brausekopf mit weichem Wasserstrahl verwenden. Das Wasser soll den jeweiligen Körperteil, ohne Druck auszuüben, »ummanteln«. Man unterscheidet kalte (maximal 18 °C), temperaturansteigende (34 °C bis ca. 42 °C) und warme Güsse (ca. 38 °C) von Wechselgüssen. Diese werden zuerst warm, dann kalt, dann nochmals warm und abschließend kalt ausgeführt. Der Warmteil wird dabei anfangs so lange durchgeführt, bis eine gute Durchwärmung des betreffenden Körperareals eingetreten ist. Schnelle Hilfe bei unterschiedlichen Beschwerden bieten Ihnen folgende Güsse:

Kalter Knieguss oder Wechselguss bei Schlafstörungen und Kopfdruck:[31] Beginnen Sie am rechten Fußrücken außen ❶ und führen Sie den Wasserstrahl langsam seitlich am Bein nach oben bis eine Handbreit übers Knie ❷, verweilen Sie hier einen Moment und führen Sie dann den Strahl innen am Unterschenkel wieder abwärts bis zum Fuß. Anschließend folgt das linke Bein. ❸❹ Wiederholen Sie die Prozedur: Beim kalten Guss jeweils mit kaltem Wasser; beim Wechselguss werden die Warm- und Kaltanwendung wiederholt.

Begießen Sie abschließend – egal, ob Kalt- oder Wechselguss – die rechte und zuletzt die linke Fußsohle kalt. ❺❻ Anschließend sollten Sie warme Socken anziehen, sich bewegen oder ins warme Bett legen, damit die Beine schnell wieder warm werden. Die helle Hautrötung nach einem Guss ist normal, da die Hautgefäße sich erweitern. Verfärbt sich Ihre Haut bläulich, hat der Guss zu lang gedauert.

Kalter Gesichtsguss vertreibt Müdigkeit und Kopfschmerzen: Der traditionell als »Schönheitsguss« bekannte kalte Ge-

Der Knieguss hilft bei Schlafstörungen

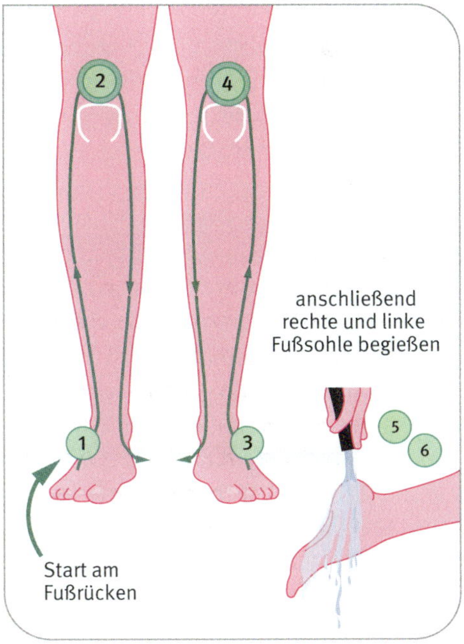

sichtsguss ist ganz einfach und schnell durchzuführen. Halten Sie das Gesicht über die Badewanne, gießen Sie dann von der rechten Schläfe über die Stirn bis zur linken Schläfe kaltes Wasser. Der Wasserstrahl sollte ganz sanft sein! Begießen Sie anschließend das Gesicht in Auf- und Abwärtsbewegungen und abschließend im Kreis mit Wasser. Noch einfacher ist es, zunächst die Stirn, dann die Augen und abschließend das ganze Gesicht unter das laufende Wasser zu halten. Wenn Sie keine Badewanne besitzen, können Sie das Waschbecken mit kaltem Wasser füllen und das Gesicht kräftig benetzen. Auch vorsichtiges Eintauchen funktioniert wunderbar. Tupfen Sie zum Abschluss das Wasser nur leicht ab.

Temperaturansteigender Lumbalguss bei Rückenschmerzen und Hexenschuss: Ein sehr wirksames Mittel für verspannte und schmerzhafte Muskeln im unteren Rücken ist der Kneipp'sche Lumbalguss. Zur Durchführung sollten Sie sich auf einen Hocker in Dusche oder Badewanne setzen, notfalls geht es aber auch im Stehen. Bewegen Sie einen sanften warmen Wasserstrahl langsam über der Lendenwirbelsäule hin- und her. Anfangs sollte das Wasser angenehm warm sein und im Verlauf von einigen Minuten immer wärmer bis zur Verträglichkeitsgrenze von etwa 42 °C hochreguliert werden. Führen Sie die Anwendung ca. 10 Minuten durch. Trocknen Sie sich anschließend gut ab und ruhen Sie in entspannter Haltung (ggf. auch Stufenlagerung) einige Minuten.

Spa- und Thalassotherapie: Die Leitlinien zur Therapie bei Fibromyalgie streifen auch diese – nicht unter die klassischen Therapien gerechneten – Formen der Hydrotherapie, die nicht auf Sebastian Kneipp zurückgehen. Die Spa-Therapie umfasst häufig das Baden in Thermalwasser, die Thalassotherapie bezeichnet das Baden im Meerwasser. Für beide Therapieformen wurde in mehreren kleinen Studien eine gute Wirkung auf den Schmerz, aber keine Wirkung auf Schlafqualität und Müdigkeit nachgewiesen. Diese Therapien kommen häufig im Rahmen einer Reha-Maßnahme zur Anwendung. Dabei wird das Bad im Meer ungeachtet von Jahreszeit und Wetter therapeutisch genutzt, aber auch Wannenbäder mit entsprechenden Meersalzzusätzen kommen zur Anwendung.

Kälteanwendungen – die Gesundheitsbooster

Gehören Sie vielleicht zu den Menschen, die mit Wärme überhaupt nicht gut zurechtkommen? Macht Wärme alles nur noch schlimmer? Kein Problem, Kaltreize sind mindestens so gesund. Egal ob kalter Guss, Wassertreten, Schneegehen oder Eisbaden – regelmäßige Kaltreize sind wahre Gesundheitsbooster. Aber überfordern Sie sich nicht. Die Kaltanwendung muss zu Ihnen passen. Falsch dosierte

Reize stressen den Körper und richten mehr Schaden als Nutzen an. Nicht jede ist fürs Eisbaden gemacht.

Gesundheitliche Effekte: Kalte Anwendungen verengen die Blutgefäße kurzzeitig. Bereits wenige Sekunden nach Beendigung der Kälteapplikation erfolgt eine reflektorische Mehrdurchblutung der Gefäße und ein angenehmes Wärmegefühl macht sich breit. Das trainiert die Gefäßfunktion und verbessert die Versorgung der Zellen mit Sauerstoff und Nährstoffen. Durch regelmäßige kalte Anwendungen bildet sich mehr braunes Fettgewebe und man friert weniger. Die positiven Auswirkungen auf das Immunsystem, das vegetative Nervensystem und die Psyche sind vergleichbar mit denen von Wärmeanwendungen. Kein Wunder also, dass Kältetherapien in den letzten Jahren einen richtigen Boom erfahren haben.

Einige Dinge sollten Sie bei Kaltanwendungen beachten: Am Stamm sitzen deutlich mehr Kälterezeptoren als an den Extremitäten. Auf Kälteanwendungen am Rumpf reagiert der Körper also sehr intensiv, während Kältereize an Armen und Beinen deutlich milder wirken. Beginnen Sie immer mit schwachen Reizen und steigern Sie diese von Anwendung zu Anwendung langsam. Der Körper muss vor Beginn jeder Maßnahme warm sein, also nie einen Kältereiz auf kalte Haut setzen. Nach der Durchführung sollten Sie auf eine zügige Wiedererwärmung achten.

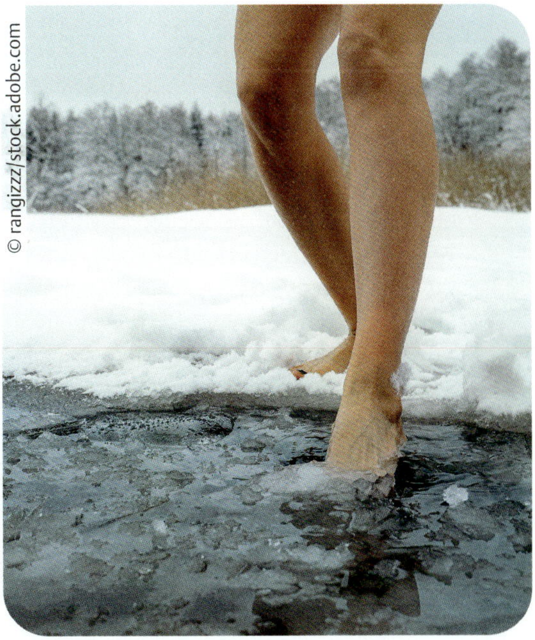

Kaltreize wie Eisbaden können bei Fibromyalgie wahre Gesundheitsbooster sein.

Tautreten und Schneegehen

Mit dem Tautreten beginnen Sie am besten im Sommer. So kann sich Ihr Körper langsam an den Kaltreiz gewöhnen. Morgens barfuß wenige Minuten über eine taunasse Wiese zu spazieren ist ein wunderschönes Erlebnis für die Sinne. Es vertreibt die Müdigkeit und kurbelt den Kreislauf an. Ziehen Sie sich oben herum jedoch warm genug an, damit Ihr Körper nicht auskühlt.

In der kalten Jahreszeit können Sie sich auch ans Schneegehen wagen. Ein paar

Sekunden barfuß im Schnee oder – falls es keinen Schnee gibt – im kalten Gras genügen. Danach kribbeln die Füße angenehm und Sie fühlen sich wunderbar lebendig. Wichtig: Egal, welche Variante Sie wählen: Sorgen Sie immer für Wiederaufwärmung! Warme Socken und eine Wärmflasche oder noch mal kurz zurück ins warme Bett – das bleibt Ihnen überlassen. Eine Tasse Ingwertee wärmt zusätzlich von innen auf.

Wichtig beim Eisbaden:

- Nicht mit dem Kopf untertauchen, da dies reflektorisch zu Herzrhythmusstörungen und einer extremen Verlangsamung des Herzschlags bis hin zum Herzstillstand führen kann.
- Den Kopf vor Kälte und Nässe schützen.
- Niemals allein baden.
- Kein Eisbaden bei Bluthochdruck, nach frischem Herzinfarkt und anderen schweren Herzerkrankungen, bei Epilepsie, bei höhergradigen Durchblutungsstörungen.
- Bei bestehenden Gesundheitsstörungen immer vorher einen Gesundheitscheck durchführen lassen.

Eisbaden sorgt für Glücksgefühle

Eisbaden (Abb. Seite 83) ist ein extremer Kältereiz. Früher eher etwas für Exzentriker, hat diese Form der Abhärtung in den letzten Jahren einen richtigen Hype erlebt. Anhänger dieser Sportart baden in der kalten Jahreszeit Sekunden bis wenige Minuten in einem natürlichen Gewässer. Bei Anfängern sollte das Bad nur ein paar Sekunden dauern, beim Erfahrenen bis zu drei Minuten. Das Wasser darf nur so tief sein, dass ein bequemes Stehen möglich ist. Es empfiehlt sich, den Körper sehr langsam an kalte Wassertemperaturen zu gewöhnen, sozusagen vom Herbst in den Winter hinein. Schon nach kurzer Zeit im Wasser fällt die Hauttemperatur um mehrere Grad. Die Hautgefäße ziehen sich zusammen, der Blutdruck steigt. Bei mangelnder Gewöhnung kann es durchaus zu ausgeprägten Blutdruckspitzen kommen.

Regelmäßiges Eisbaden hat eine Reihe von positiven Effekten auf das Herz-Kreislauf-System, das Hormonsystem, das Immunsystem und nicht zuletzt auf die Psyche. Es hat sich sogar bei Menschen mit Burnout und Depressionen bewährt. Nach dem Eisbad kommt es häufig zu einem Energieschub. Der Grund: Der Körper schüttet einen Hormoncocktail aus Stresshormonen und Endorphinen aus. Das sorgt zudem für ein Glücksgefühl.

Viele professionelle Sportler schwören auf Eisbäder nach intensiven Trainingseinheiten, da sie die Regenerationszeit verkürzen. Eisbäder haben nachweislich eine entzündungshemmende Wirkung und können chronische Schmerzen lindern. Nicht zuletzt ist Eisbaden auch eine mentale Herausforderung, die Mut und Überwindung kostet. Es stärkt das Selbstbewusstsein und verleiht Energie – und dafür braucht es nur maximal drei Minuten.

Wärmetherapie – Schachmatt dem Schmerz

Wärme ist Balsam für Körper und Seele! Diese Feststellung machen viele Patientinnen mit Fibromyalgiesyndrom. Ob warme Wasseranwendungen, Infrarotkabine, Sauna oder Dampfbad: Wärme lindert Schmerzen und hilft, damit besser zurecht zu kommen.

Voll- und Teilbäder – mit Aromazusätzen doppelt wirksam

Besonders wohltuend sind warme Wasseranwendungen in Kombination mit ätherischen Ölen. Egal, ob Voll- oder Teilbad. Die Öle gelangen über die Atemwege und direkt über die Haut in den Körper, wirken also besonders intensiv. Das können Sie sich bei den unterschiedlichsten Beschwerden zunutze machen.

Fußbäder – einfach entspannend

Für ein Fußbad sollte das Wasser optimalerweise bis zur Mitte der Waden reichen. Ordnungskisten aus Plastik eignen sich hervorragend für die Durchführung und sind deutlich günstiger als die Fußwannen aus dem Sanitärfachgeschäft. Das Wasser sollte angenehm körperwarm sein, also zwischen 37 °C und maximal 40 °C. Verschiedene Zusätze unterstützen die entspannende Wirkung eines warmen Fußbades (Seite 101).

Senföle – Scharfstoffe kurbeln die Durchblutung an

Die im Senfmehl enthaltenen Öle haben einen hautreizenden Effekt. Dadurch wird die Durchblutung im Anwendungsbereich angekurbelt. Zudem kommt es zu ausgeprägten reflektorischen Wirkungen im gesamten Körper. So wird die Durchblutung der Schleimhäute im Nasen- und Rachenbereich erhöht, was sehr hilfreich bei aufziehender Erkältung ist. Auch die Durchblutung im Beckenbereich wird verbessert, was bei Reizblase und wiederkehrenden Harnwegsinfekten therapeutische Anwendung findet. Die ableitende Wirkung in die Peripherie entlastet das Herz und kann bei Kopfschmerzen und Migräne zu einer Besserung der Symptomatik führen.

Senfmehl-Fußbad: Mischen Sie 2 bis 4 Esslöffel Senfmehl in das körperwarm temperierte Wasser, bis keine Klümpchen mehr vorhanden sind. Stellen Sie dann die Füße ins Wasser. Nach ca. 2 bis 4 Minuten, manchmal auch schon etwas früher, beginnen die Füße leicht zu brennen. Wenn es unangenehm wird, spätestens aber nach 10 Minuten, sollten

Vorsicht bei Schmerzpflastern und Wärmeanwendungen

Wichtig bei allen Formen der Hyperthermie: Lassen Sie während der Wärmeanwendung keine Schmerzpflaster auf Ihrer Haut, da der Wirkstoff durch die stärkere Hautdurchblutung viel schneller aufgenommen wird. Das kann zu einer lebensgefährlichen Überdosierung führen. Also Pflaster vor der Behandlung entfernen und danach neu kleben.

kräfte angestoßen. Die gesamte Muskulatur wird maximal entspannt, außerdem lassen sich positive Effekte auf das Immunsystem, das Hormonsystem und den Stoffwechsel nachweisen. Auch eine Wirkung auf das vegetative Nervensystem, insbesondere was die Schmerzverarbeitung betrifft, wurde nachgewiesen. Veränderungen im Bereich der Neurotransmitter beeinflussen die Stimmung positiv.

Die meisten Patientinnen mit Fibromyalgie profitieren von der Hyperthermie, das ist nicht nur meine persönliche Erfahrung aus den vielen Jahren klinischer Tätigkeit. Auch mehrere Studien belegen eine gute Wirkung auf die Schmerzintensität, z. B. eine kontrollierte Studie der Klinik für Integrative Medizin in Bamberg von 2023 mit 41 Fibromyalgiepatienten. Ziel war eine Erhöhung der Körperkerntemperatur auf 38,5 °C, was einer milden bis moderaten Hyperthermie entspricht. Im Vergleich zur Kontrollgruppe fand sich eine signifikant verminderte Schmerzintensität eine Woche wie auch noch sechs Monate nach Abschluss der sechs Behandlungen.[32]

Sauna und Co.

Sauna wird oft mit »Wellness« assoziiert, was nicht abwertend ist, ganz im Gegenteil: Entspannung und Wohlbefinden haben viele positive Auswirkungen auf die Psyche. Aber sie bietet Ihnen noch weitergehende gesundheitliche Effekte. Im Prinzip ist die Sauna eine milde Form der Hyperthermie.

Während eines Saunaganges steigt die Körperkerntemperatur kurzzeitig um 1–1,5 °C. Durch die nachfolgende Abkühlungsphase sinkt die Körpertemperatur rasch wieder ab. Durch den mehrfachen Wechsel zwischen Wärme und Kälte wird zudem ein thermischer Wechselreiz erzielt. Die dazwischengeschalteten Ruhephasen sind wesentlicher Bestandteil der Therapie, manche gesundheitlichen Effekte sind ohne sie nicht nachweisbar. Verzichtbar aus medizinischer Sicht sind die Aufgüsse, die aber wegen ihres »Event-Charakters« sehr beliebt sind.

Der gesundheitliche Nutzen regelmäßiger Saunabesuche bei Fibromyalgie ist hinreichend belegt. So erhöhte sich die

Schmerzschwelle nach einer sechswöchigen Saunaserie zweimal wöchentlich um 22 Prozent. In einer anderen Studie verringerten sich die Schmerzen bei Patientinnen, die über zwölf Wochen dreimal wöchentlich in die Sauna und einmal wöchentlich ins Bewegungsbad gingen, um 31 bis 77 Prozent. Der Effekt war auch nach sechs Monaten noch nachweisbar. Positive Effekte wurden von den Patientinnen auch bei Spannungskopfschmerzen und neuropathischen Schmerzen beschrieben, beides häufige Begleitsymptome des Fibromyalgiesyndroms. Auch bei degenerativen Gelenk- und Wirbelsäulenerkrankungen wird die Sauna empfohlen.

Regelmäßige Saunabesuche haben positive Auswirkungen auf das Immunsystem und das vegetative Nervensystem, ähnlich den regulierenden Wirkungen von Wärme- und Kältereizen. Neben einer allgemeinen Schmerzlinderung kommt es durch die vermehrte Durchblutung auch zu einer erhöhten Dehnbarkeit von Bändern, Gelenkkapseln, Sehnen und anderen Gewebestrukturen. Eine messbar verbesserte Beweglichkeit ist die Folge. Wärme entspannt nicht nur auf körperlicher Ebene, sie sorgt auch für eine bessere Stimmung und kann Ängste abschwächen. Insgesamt kann sie Ihre Lebensqualität merklich verbessern. Als Fibromyalgiepatientin sollten Sie also regelmäßiges Saunieren fest in Ihr Leben einbauen.

Falls Sie weniger wärmetolerant sind, ist die Bio-Sauna mit ihren ca. 60 °C und der etwas höheren Luftfeuchtigkeit eine gute Alternative. Auch im Dampfbad erwärmt sich der Körper langsamer und die hohe Luftfeuchtigkeit ist wohltuend für die Atemwege. Besuchen Sie gern auch einmal einen Hamam. Im türkischen Bad sind Einseifen und Massage traditionelle Bestandteile des Baderituals. Zwischenzeitlich können Sie auf den warmen Steinen wunderbar entspannen. Ein Erlebnis für alle Sinne!

Wärmelampe und Infrarotkabine

Behandlungen mit einer Wärmelampe oder in der Infrarotkabine eignen sich besonders für Menschen mit schwacher Konstitution. Auch wenn Sie Wärme allgemein nicht gut vertragen, sind lokale Wärmeanwendungen meist durchführbar. Vor allem bei chronischen Rückenschmerzen und Verspannungen können Sie durch regelmäßige Wärmebehandlungen Ihre Schmerzen lindern. Kleinere Studien haben insbesondere auch beim Fibromyalgiesyndrom schmerzlindernde Effekte nachgewiesen.

Arzneipflanzen

Sehr gut bewährt hat sich bei Fibromyalgie die Behandlung mit Arzneipflanzen, meist in Form von Tees, Tropfen, Kapseln oder Salben – die Phytotherapie. Auch Aromaöle gehören dazu.

Phytotherapeutika, also Zubereitungen aus Arzneipflanzen, sind eine sinnvolle Ergänzung konventioneller Medikamente, in vielen Fällen auch eine sehr gute Alternative. Bei der Behandlung des Fibromyalgiesyndroms leisten sie einen wertvollen Beitrag. Typische Symptome wie Schmerzen, Schlafstörungen, Erschöpfung oder Darmbeschwerden lassen sich damit oft gut und nebenwirkungsarm behandeln.

Phytotherapie – die heilsame Kraft der Pflanzen

Das Besondere an Phytotherapeutika ist, dass nicht ein einzelner Inhaltsstoff für die Wirkung verantwortlich ist, wie dies bei chemisch hergestellten Nahrungsergänzungsmitteln und Medikamenten oft der Fall ist. Im verwendeten Gesamtextrakt aus den entsprechenden Pflanzenteilen (z. B. Blättern, Blüten oder Wurzeln) der Arzneipflanze liegen alle Inhaltsstoffe noch in ihrer ursprünglichen Verteilung vor. So verstärken sie sich in ihrer Wirkung auf Körper und Seele gegenseitig. Der Gesamtextrakt wirkt also stärker als die Summe seiner Einzelkomponenten, wie eine Reihe von Studien belegen konnte. Synthetische Stoffe werden diesen natürlichen Wirkstoffmischungen nicht beigemischt.

Phytotherapeutika finden als Tee, Tropfen, Sirup, Tablette, Kapsel, Salbe, Massageöl, Aromaöl oder therapeutisch wirksamer Badezusatz Verwendung.

Fertigarznei oder Nahrungsergänzungsmittel?

Die nach gültigem Arzneimittelgesetz zugelassenen pflanzlichen Fertigarzneien unterliegen einer strengen Überwachung. Diese garantiert eine gleichbleibend hohe Qualität. Die Hürden für die Zulassung als Arzneimittel sind hoch. Kleinere Firmen scheitern häufig an den sehr teuren und aufwendigen Zulassungsstudien, die hierfür gefordert werden.

Deshalb werden viele pflanzliche Präparate als Nahrungsergänzungsmittel in den Handel gebracht. Für sie gelten die strengen Vorgaben des Arzneimittelgesetzes nicht. Sie unterliegen lediglich den allgemeinen Anforderungen, die auch für die Sicherheit von Lebensmitteln sorgen, ergänzt durch einige Spezialvorschriften etwa zum Thema Pflanzenschutzmittelrückstände.

Vorsicht Wechselwirkungen! Auch bei der Therapie mit Phytotherapeutika sollten Sie Dosierung, Therapiedauer und Gegenanzeigen genau beachten. Denn neben gut verträglichen Arzneipflanzen mit großer therapeutischer Breite gibt es durchaus auch pflanzliche Präparate, die nur in kleinsten Mengen und über einen kurzen Zeitraum verwendet werden dürfen. Andernfalls drohen gesundheitliche Schäden.

Auch Wechselwirkungen mit anderen Medikamenten sind nicht so selten. Klassisches Beispiel hierfür ist das Johanniskraut, das bei leichten depressiven Verstimmungen eingesetzt wird. Es beschleunigt den Abbau verschiedener Medikamente, welche dadurch in ihrer Wirkung abgeschwächt werden, was fatale Folgen haben kann. »Rein pflanzlich« bedeutet also nicht unbedingt »harmlos«!

Adaptogene – innere Balance und Resilienz stärken

Arzneipflanzen, die uns helfen, mit den negativen Folgen von Stress oder Krankheit besser zurechtzukommen, werden als »Adaptogene« bezeichnet (von lat. »*adaptare*«: »anpassen«). Einige Adaptogene wirken regulierend auf unser Immunsystem, andere steigern vor allen Dingen die seelische und körperliche Belastbarkeit. Alle zeigen eine belebende Wirkung bei Erschöpfung. Man unterscheidet kurz und lang wirksame Adaptogene.

Kurz wirksame Adaptogene: Wir alle kennen beispielsweise die anregende Wirkung von Kaffee. Der durch den Inhaltsstoff Koffein vermittelte Effekt setzt bereits nach 15 bis 30 Minuten ein. Nach fünf Stunden ist aber gut die Hälfte des Koffeins wieder abgebaut. Auch einige Teesorten enthalten Koffein. Grüner und schwarzer Tee ebenso wie Jasmin- und Oolongtee wirken deshalb leicht anregend. In Matcha- und Mate-Tee ist immerhin fast halb so viel Koffein wie in Kaffee enthalten; beide Teesorten zeigen eine deutlich belebende Wirkung auf Körper und Geist.

Morgens direkt nach dem Aufstehen eine Tasse Matchatee oder schwarzer Tee aktiviert den Kreislauf, überfordert ihn aber nicht. Den ersten Kaffee trinken Sie am besten etwas später, denn unser körpereigenes Cortisol, das für Wachheit und Leistungsfähigkeit sorgt, hat seinen Peak am frühen Morgen. Im Laufe des Tages sinkt es wieder ab. Deshalb kommt ein zweiter Koffeinschub am Vormittag gerade recht.

Lang wirksame Adaptogene: Im Gegensatz dazu benötigen Adaptogene mit langfristiger Wirkung ein paar Tage, um ihre volle Wirkung zu entfalten. Eine regelmäßige Einnahme ist wichtig, damit sie wirken können. Die pharmakologischen Effekte dieser Arzneipflanzen entstehen durch verschiedenste sekundäre Pflanzenstoffe, hormonähnliche Verbindungen und ätherische Öle. Sie wirken unter anderem regulierend auf Neurotransmitter, Hormone und unser Immunsystem ein. Klassische lang wirksame Adaptogene sind z. B. Passionsblume, Rosenwurz, Ginkgo oder Ginseng. Wenn Sie nach zweiwöchiger Einnahme dieser Adaptogene immer noch keine Wirkung spüren, sollten Sie das Präparat absetzen.

Im Folgenden möchte ich Ihnen nun einige Arzneipflanzen vorstellen. Sie haben sich bei den beschriebenen Anwendungsgebieten gut bewährt. Die meisten sind als Fertigprodukte erhältlich, was die Sache etwas einfacher macht. Bis sich eine spürbare Wirkung einstellt, dauert es oft einige Tage, etwas Geduld ist also gefragt. Phytotherapeutika funktionieren nicht auf Knopfdruck, aber sie funktionieren. Jeder für sich muss seine Erfahrungen sammeln. Nicht alles wirkt bei jeder Frau gleich gut oder wird problemlos vertragen.

Ausgewählte Adaptogene

Generell gilt: Adaptogene sollten nicht länger als drei Monate am Stück eingenommen werden, dann sollte eine Pause von mindestens vier Wochen erfolgen.

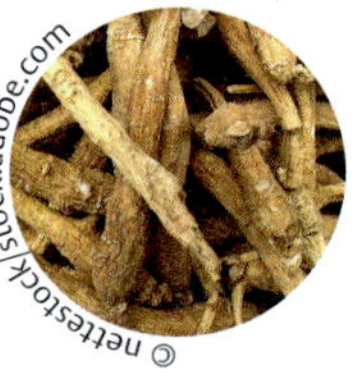

© nettestock|stock.adobe.com

Ginseng – für mehr Energie: In Korea nennt man ihn »Wurzel des Lebens«. Ginseng (Panax ginseng) stammt ursprünglich aus den schattigen Gebirgswäldern der Mandschurei. Heute wird er im großen Stil angebaut. Man unterscheidet roten und weißen Ginseng. Dabei handelt es sich nicht um unterschiedliche Arten, nur die Herstellung ist unterschiedlich: Wird die ursprünglich weiße Wurzel vor dem Trocknungsprozess mit Wasserdampf behandelt, färbt sie sich rot. Unterschiedliche Wirkungen sind nicht bekannt. Die wichtigsten Inhaltsstoffe sind spezielle sekundäre Pflanzenstoffe, »Ginsenoside« genannt. Ginseng wirkt leistungsfördernd und bessert die Fähigkeit, mit psychischem und körperlichem Stress umzugehen. Zudem sagt man dem Ginseng eine aphrodisierende Wirkung

Signaturenlehre am Beispiel Ginseng

Die Signaturenlehre ist die Lehre von den Zeichen in der Natur, die als Merkmale auf Ähnlichkeiten, Verwandtschaften und innere Zusammenhänge hinweisen. Sie ist in vielen traditionellen Heilverfahren wie der Traditionellen Chinesischen Medizin oder der ayurvedischen Medizin verankert. Schon vor Hunderten von Jahren versuchte sie, die Wirkung von Pflanzen auf den Körper zu deuten. Nach dieser Theorie kann anhand einer bestimmten Pflanzeneigenschaft wie Form, Farbe oder Geschmack auf deren mögliche gesundheitsfördernde Wirkung geschlossen werden.
So weist beispielsweise die verzweigte Pfahlwurzel des Ginsengs oft eine menschenähnliche Form auf, was auf seine stärkenden und lebensverlängernden Eigenschaften hinweisen soll.

nach. Er wirkt antioxidativ und schützt das Nervensystem. Typische Anwendungsgebiete sind daher nachlassende körperliche Leistungsfähigkeit, Schwäche- und Erschöpfungszustände.

Wichtig: Wegen ihrer aktivierenden Wirkung sollten Sie Ginsengpräparate morgens einnehmen, zudem nicht länger als drei Monate. Es werden 1 bis 2 g getrocknete Ginsengwurzel empfohlen. Achtung: Fertigpräparate enthalten oft Ginsengkonzentrate, beachten Sie deshalb immer die Herstellerangaben zur Dosierung. Sehr hohe Dosierungen können den Blutdruck leicht erhöhen und in seltenen Fällen zu Herzklopfen und Kopfschmerzen führen. Diabetiker müssen wegen der blutzuckersenkenden Wirkung vorsichtig sein. Wenn Sie Gerinnungshemmer vom Cumarintyp einnehmen, sollten Sie wegen der leicht gerinnungshemmenden Eigenschaft von Ginseng mit Ihrem Arzt oder Ihrer Ärztin sprechen, da eventuell die Dosis angepasst werden muss. Der Effekt von koffeinhaltigen Genussmitteln wie Kaffee wird durch Ginseng verstärkt.

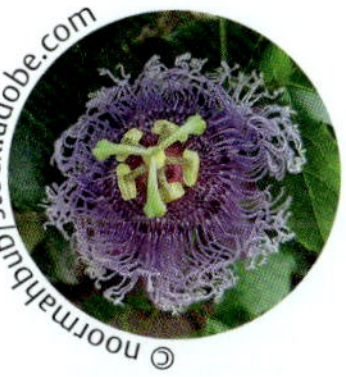

Passionsblume – für mehr Entspannung: Es gibt mehrere hundert Arten der Gattung »Passiflora«. Bekannt sind die Arten »Maracuja« oder »Grenadille«. Sie schmecken lecker, haben aber leider keinen Effekt auf die Psyche. Als Arzneipflanze wird nur das Kraut der fleischfarbenen Passionsblume (Passiflora incarnata L) verwendet. Ihre ausgleichende, beruhigende, angst- und spannungslösende Wirkung ist in vielen Studien belegt. Sie verbessert nachweislich Lebensqualität und Resilienz. Nach meiner Erfahrung hat sie sich besonders bei nervösen Patientinnen bewährt, die an innerer Unruhe bei gleichzeitiger Erschöpfung leiden. Dieser Zustand ist zermürbend. Eine Patientin formulierte es einmal so: »Ich fühle mich innerlich total getrieben, aber mir fehlt die Energie, ein Ventil zu schaffen, um meine Unruhe zu kanalisieren, sodass ich sie besser ertragen könnte.«

Achten Sie darauf, ein reines Passionsblumenpräparat zu kaufen, da Mischpräparaten oft schlafanstoßende Arzneipflanzen beigemischt werden. Dies kann zu Tagesmüdigkeit führen. Während der Schwangerschaft und Stillzeit sollten Sie Passionsblumenpräparate nicht einnehmen. Die Dosierung entnehmen Sie bitte dem entsprechenden Beipackzettel. Die durchschnittliche Tagesmenge liegt bei rund 1000 mg. Wechselwirkungen mit anderen Medikamenten treten nur selten auf.

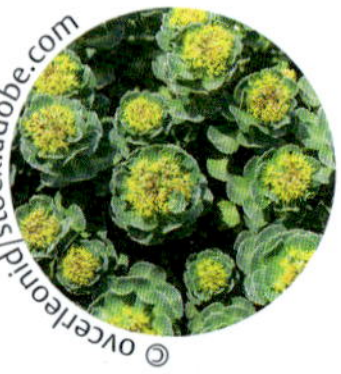

Rosenwurz – für mehr Resilienz: Die Rosenwurz (Rhodiola rosea) ist eine sehr widerstandsfähige Pflanze, die in den kalten Regionen der Nordhalbkugel beheimatet ist. Die Wurzel der Sukkulente duftet leicht nach Rose, wenn man sie anschneidet, daher auch der Name. In ihrer Wurzel sind viele bioaktive sekundäre Pflanzenstoffe konzentriert. Besonders gut erforscht ist das Salidrosid, für das eine stimmungsaufhellende, angstlösende und ausgleichende Wirkung nachgewiesen wurde. Rosenwurz erhöht den Serotoninspiegel und senkt gleichzeitig leicht den Spiegel des Stresshormons Cortisol. Sie hat außerdem einen positiven Einfluss auf die Konzentrationsfähigkeit und das Gedächtnis. Auch die körperliche Leistungsfähigkeit verbessert sich. Wie fast alle Adaptogene wirkt sie auch antriebssteigernd und belebend. Wechselwirkungen mit anderen Medikamenten wurden für Rosenwurzextrakte nicht nachgewiesen. Nehmen Sie täglich durchschnittlich 400 mg in Tablettenform oder als Kapsel ein, 200 mg morgens und 200 mg mittags. Beipackzettel beachten!

Weitere bewährte Helfer

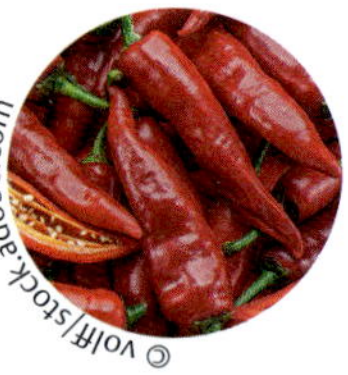

Chili – gegen Muskel- und Nervenschmerzen: Chili, der feurige Bruder der Paprika, gehört zu den Nachtschattengewächsen. Seine schmerzstillende Wirkung wird durch Scharfstoffe, allen voran das Capsaicin, erzielt. Capsaicin hemmt indirekt die Wirkung des Botenstoffs Substanz P an den Schmerzsensoren im Gewebe. Dadurch wird die Weiterleitung von Schmerzimpulsen zum Gehirn reduziert. Zudem erhöht es die Durchblutung.

Capsaicin wird äußerlich in Form von Pflastern oder Salben verwendet. Bereits kurz nach dem Auftragen kommt es zu einer Rötung und Wärmeentwicklung. Je nach Konzentration kann anfangs auch ein brennender Schmerz auftreten. Im Verlauf kommt es dann zu einer deutlichen Schmerzlinderung. Chili hilft besonders bei Muskel- und Nervenschmerzen sowie schmerzhaften Verspannungen. Bitte beachten: Tragen Sie capsaicinhaltige Präparate niemals auf verletzte oder entzündete Haut und generell nicht auf Schleimhäute und die Gesichtshaut auf.

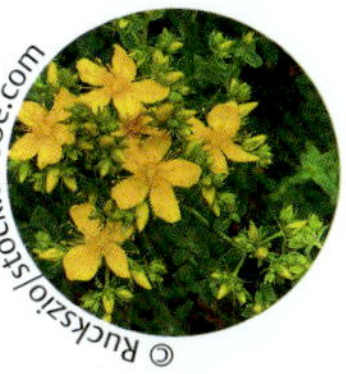
© Rucksziol/stock.adobe.com

Johanniskraut – gegen das Stimmungstief: Das echte Johanniskraut (Hypericum perforatum) findet man bei uns häufig auf Waldlichtungen und Trockenwiesen. Gleich mehrere seiner Inhaltsstoffe, so z. B. Hypericin und Hyperforin, haben eine in Studien gut belegte antidepressive und leicht anregende Wirkung. Deshalb sollten Sie Johanniskrautpräparate vorzugsweise morgens einnehmen. Hochdosierte Extrakte aus Johanniskraut sind als Arzneimittel zur Behandlung von leichten bis mittelschweren Depressionen zugelassen. Sie sind verschreibungspflichtig. Die Kosten werden von den gesetzlichen Krankenkassen übernommen, wenn eine Depression vorliegt. Traditionell wird Johanniskraut auch bei geistiger Erschöpfung verwendet, allerdings dann in niedrigerer Dosierung. Prinzipiell ist es gut verträglich. Es kann in therapeutischer Dosierung bei empfindlichen Menschen aber zu einer Überempfindlichkeit gegen Sonnenlicht führen. Kritisch ist die häufige Wechselwirkung mit anderen Medikamenten: Johanniskraut greift in die Verstoffwechselung verschiedener Medikamente ein. Dadurch kann deren Wirkung verkürzt oder abgeschwächt werden. Dies kann fatale Folgen haben, wenn es sich dabei beispielsweise um ein Krebsmittel oder ein Verhütungsmittel handelt. Mit anderen Antidepressiva darf Johanniskraut nicht kombiniert werden.

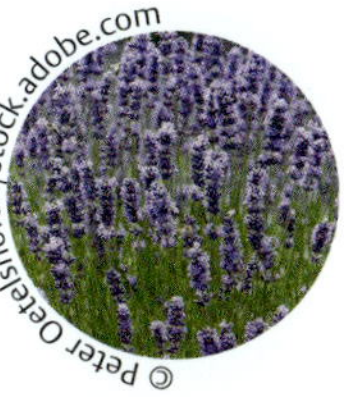
© Peter Oetelshofen/stock.adobe.com

Lavendel – bei Nervosität und Schlaflosigkeit: Lavendelarten gibt es viele, doch nur der echte Lavendel (Lavandula angustifolia) wird als Arzneipflanze genutzt. Der Lavendel ist ein Kind des Südens. Er ist im gesamten Mittelmeerraum beheimatet, wächst aber auch in unseren Breiten. Seine Blüten duften sehr intensiv und nur sie werden zur Arzneimittelherstellung genutzt. Aus ihnen wird ein ätherisches Öl gewonnen, das viele gesundheitsfördernde Stoffe enthält, z. B. Linalool, Flavoinoide und Rosmarinsäure. Die Blüten werden auch direkt verwendet. Man kann daraus Tees und Extrakte herstellen.

Seine besondere Wirkung entfaltet der Lavendel bei nervösen Beschwerden, innerer Unruhe und Angstzuständen. Er wirkt schlafanstoßend und verlängert die Schlafdauer. Interessanterweise erhöht er die Wirkung von Narkotika. Zudem verfügt die Pflanze über krampflösende, antientzündliche und antibakterielle Eigenschaften. Lavendelblüten und Lavendelöl sind sehr gut geeignet, wenn Sie unter Stress und Erschöpfung leiden. Erfahrungsgemäß wird Lavendel gut vertragen, allerdings kann es bei der Einnahme von Lavendelöl bei empfindlichen Personen zu Magen-Darm-Beschwerden wie Aufstoßen kommen. Im Serviceteil dieses Buches finden Sie ein Fertigpräparat, welches reines Lavendelöl in therapeutisch wirksamer Menge enthält und einmal täglich eingenommen wird (Seite 143). Sehr selten tritt bei Lavendelpräparaten eine paradoxe Wirkung in Form von Unruhezuständen auf.

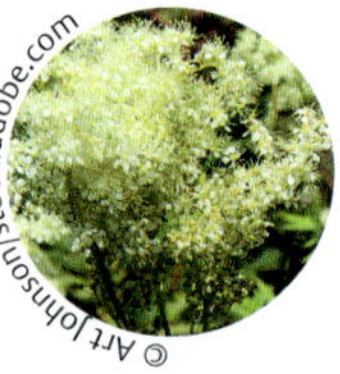
© Art Johnson/stock.adobe.com

Mädesüß – gegen Schmerzen: Dieses Rosengewächs fühlt sich auf feuchten Wiesen, aber auch in unseren heimischen Gärten wohl. Abends verbreiten seine cremeweißen Blütendolden einen himmlischen Duft. Seine Hauptwirkstoffe sind Verbindungen aus der Gruppe der Salicylate. Diese werden in der Leber zu Salicylsäure, einem Wirkstoff u. a. von Aspirin, umgebaut. Das erklärt seine schmerzlindernde, fiebersenkende und entzündungshemmende Wirkung. Besonders bei Glieder-, Rücken- und Kopfschmerzen leistet es gute Dienste.

Sie können das Kraut und die Blüten als Teeaufguss verwenden oder entsprechende Fertigpräparate kaufen (Kapseln oder Tinkturen aus der Apotheke). Wegen seines Gehaltes an Salicylsäure dürfen Sie Mädesüß nicht mit Medikamenten aus der Gruppe der NSARs (Diclofenac, Ibuprofen etc.) kombinieren. Vorsicht ist auch bei Asthma geboten, da hier häufig eine Unverträglichkeit von Salicylsäure vorliegt. Kleinkinder, Schwangere und stillende Mütter dürfen mit Mädesüß nicht behandelt werden.

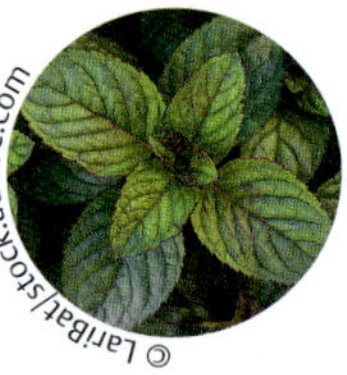
© LariBat/stock.adobe.com

Pfefferminze – kühlt und entkrampft: Die Pfefferminze findet man in unseren Breiten häufig auf Waldlichtungen. Im Garten ist sie wegen ihrer Wuchsfreudigkeit nur schwer zu bändigen. Wenn Sie ein Blatt zwischen den Fingern zerreiben, riechen Sie sofort den intensiven, unverwechselbaren Duft. Die Pflanze enthält viele sekundäre Pflanzenstoffe und ätherische Öle. Sie hat eine kühlende, entkrampfende und schmerzstillende Wirkung, die insbesondere bei Spannungskopfschmerzen, beginnender Migräne und Gelenkschmerzen hilft.

Äußerlich kommt Pfefferminze als ätherisches Öl zum Einsatz. Tragen Sie bei Kopfschmerzen ein paar Tropfen im Bereich der Schläfen auf und massieren Sie sie sanft ein. Sie können damit auch schmerzhafte Gelenke und Muskeln gut behandeln. Wegen ihrer entblähenden und entkrampfenden Wirkung wird

Pfefferminze auch innerlich als Tee und als Fertigarznei verwendet.

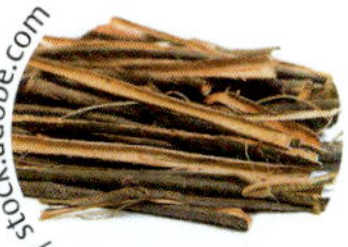

Zitterpappel und Weide – gegen Schmerzen: Beide Baumarten gehören zur Familie der Weidengewächse. Während bei der Zitterpappel meist die Knospen für Heilzwecke verwendet werden, ist es bei der Weide die Rinde. Die Arzneipflanzen enthalten relevante Mengen von Salicin, das in der Leber in Salicylsäure umgewandelt wird. Ihre Eigenschaften und Einsatzgebiete entsprechen jenen von Mädesüß (s. o.). Die gilt auch für die Anwendungsbeschränkungen. Zitterpappel- und Weidenpräparate sind meist in Kapselform erhältlich.

Nachfolgend finden Sie eine Liste von pflanzlichen Präparaten, die Ihnen bei verschiedenen Fibromyalgie-Beschwerden helfen können. Im Serviceteil finden Sie geeignete Anbieter (Seite 143).

Hilfe bei innerer Unruhe und nervösen Herzbeschwerden

Lavendelöl-Herz-Auflage: So wird's gemacht: Verteilen Sie 10 Tropfen eines 10-prozentigen naturreinen Lavendelöls (kein Duftlampenöl verwenden!) sanft auf Dekolleté und linkem Brustbereich. Tauchen Sie ein gefaltetes Baumwolltuch (z. B. Geschirrtuch oder Stofftaschentuch) in kaltes Wasser und drücken Sie es gut aus. Legen Sie es auf die Brust und decken Sie es dann mit einem Handtuch ab. Die Auflage sollte 30 bis 45 Minuten belassen werden. Sorgen Sie zur Entspannung für wohlige Wärme: Decken Sie sich zu, ggf. mit einer Wärmflasche an den Füßen.

Aurum/Lavandula comp.-Creme ist besonders wirksam bei nervösen Herzbeschwerden wie Herzklopfen oder erhöhtem Puls. Sie kann einfach nur aufgetragen oder wie eine Herz-Auflage verwendet werden. Die Creme enthält Lavendelöl und Rosenblütenextrakt und duftet wunderbar (Seite 143).

Hilfe bei Erschöpfung

Malvenöl: Hier handelt es sich um ein anthroposophisches Arzneimittel (Seite 143). Inhaltsstoffe sind neben Malve auch Johanniskraut, Schwarzer Holunder und Schlehdorn. Traditionell wird es bei nervöser Erschöpfung, Schwäche und in der Rekonvaleszenz verwendet. Bei bekannter Erdnussallergie ist es allerdings kontraindiziert!

Hilfe bei Muskel- und Gliederschmerzen

Aconit-Schmerzöl: Das Öl ist ein bewährtes anthroposophisches Präparat (Seite 143). Es enthält Kampfer, Lavendelöl und einen hoch verdünnten Extrakt aus Blauem Eisenhut, einer mitteleuropäischen Giftpflanze. Aconit-Schmerzöl hilft gut bei Muskel-, Nerven- und Gelenkschmerzen. Massieren Sie bis zu dreimal täglich eine kleine Menge Öl in den schmerzhaften Bereich ein. Menschen mit Erdnussallergie dürfen das Öl nicht verwenden!

Solum-Öl: Dieses anthroposophische Öl (Seite 143) enthält Ackerschachtelhalm, Rosskastanie, Lavendel und einen Extrakt aus Hochmoortorf. Es wirkt schmerzlindernd bei Muskel-, Gelenk- und Nervenschmerzen. Durch seine regulierenden Effekte harmonisiert es den Wärmehaushalt. Nach dem Auftragen sollten Sie die behandelten Stellen mit einem Tuch warm halten.

Arnika-Massageöl: Bei Muskelschmerzen und Verspannungen hat sich dieses Öl bestens bewährt (Seite 143). Es fördert die Durchblutung und kurbelt den Stoffwechsel an, sodass Schlackenstoffe schneller abtransportiert werden können. Hauptbestandteil ist ein Auszug aus Arnikablüten, daneben sind noch Birkenblätter enthalten. Massieren Sie Arnika-Massageöl einmal täglich in das schmerzende Muskelareal ein.

Nelkenöl: Äußerlich angewendet, hilft Nelkenöl bei Kopf- und Muskelschmerzen. Verdünnt mit Speiseöl, hat es sich bei Entzündungen in der Mundhöhle und bei Zahnschmerzen bewährt. Bei Säuglingen und Kleinkindern sollten Sie das Öl nicht verwenden.

Retterspitz äußerlich – ein Wickel für alle Fälle: Diese flüssige Lösung gibt es schon seit vielen Jahrzehnten. Dabei handelt es sich um eine gut aufeinander abgestimmte Kombination unterschiedlicher pflanzlicher Inhaltsstoffe wie Rosmarinöl, Arnikatinktur, Zitronenöl und Orangenblütenöl. Die Flüssigkeit wird traditionell in Form eines feuchten Wickels äußerlich angewendet. Dafür gibt es fertige Wickelsets aus der Apotheke oder im Fachhandel.

Kostengünstiger und genauso wirkungsvoll ist es, ein Baumwolltaschentuch oder ein feuchtes Geschirrtuch mit Retterspitzlösung zu tränken und auf den schmerzenden Bereich zu legen. Umwickeln Sie das Ganze dann mit einem Wolltuch oder einem größeren Handtuch. Wichtig ist, die Auflage bzw. den Wickel 30 bis 60 Minuten einwirken zu lassen. Das bedeutet: Nehmen Sie sich bewusst Zeit, legen Sie sich hin und entspannen Sie. Bei Muskel- und Gelenkschmerzen, Prellungen, Verstauchungen und Entzündungen ist der Wickel sehr zu empfehlen.

Hilfe bei Anspannung und Schlafstörungen

Baldrian, Hopfen und Orangenblüten sind wirksame beruhigende und schlafanstoßende Heilpflanzen. Lavendelblüten, Passionsblume, Kalifornischer Mohn und Melisse punkten zusätzlich mit ihrem angst- und spannungslösenden Potenzial. Sie finden sich in vielen Fertigpräparaten. Aber Vorsicht ist geboten! Bei einigen Menschen wirken Baldrian und Melisse wie Stimulanzien – sie reagieren auf die Inhaltsstoffe paradox. Weitere Hilfen bei Schlafstörungen finden Sie auch im Kapitel »Schlaf ist heilsam« (Seite 54).

Schlafanstoßende Teemischung: Sie können Schlaftees fertig kaufen oder nach Gusto auch einmal selbst zusammenstellen. Es empfiehlt sich eine Mischung unterschiedlicher Heilpflanzen, da diese sich in ihrer Wirkung oft ergänzen. Die Zutaten können Sie im qualifizierten Fachhandel oder in guten Apotheken beziehen. Einige Kräuter wie Melisse oder Baldrian lassen sich problemlos im eigenen Garten ziehen.

Zubereitung: Übergießen Sie 1 TL frische oder getrocknete Blätter und Blüten mit kochendem Wasser, bedecken Sie den Aufguss (andernfalls verflüchtigen sich die ätherischen Öle!) und lassen Sie ihn 10 Minuten ziehen. Trinken Sie den Tee langsam, am besten 30 bis 60 Minuten vor dem Schlafengehen.

CBD-Öl: Cannabidiol (CBD) ist ein Inhaltsstoff spezieller Hanfpflanzen. Es wirkt beruhigend, angstlösend, schmerzlindernd und unterstützend bei Schlafstörungen. CBD macht nicht süchtig. Mehr dazu finden Sie im Kapitel »Schlaf ist heilsam« (Seite 54).

Aromatherapie – die Macht der Düfte

Ätherische Öle sind Stoffgemische, die in den Öldrüsen der Pflanzen gebildet werden. Diese finden sich in allen Pflanzenteilen, von der Wurzel bis zur Blüte. In der Natur dienen die Öle dazu, Insekten zur Bestäubung anzulocken, Schädlinge fernzuhalten oder die Pflanze vor Krankheitserregern zu schützen. Sie haben einen typisch aromatischen Duft und verdunsten sehr schnell. So gelangen sie beim Atmen über die Nasen- und Bronchialschleimhaut wie auch transkutan, also über die Haut, in unseren Körper. Ätherische Öle wirken nachweislich auf unsere Stimmungslage. Auch andere Funktionssysteme wie die Hautdurchblutung können beeinflusst werden. Einige Öle wirken sogar bakteriostatisch und können das Wachstum von Viren hemmen. Aromaöle verfügen also über ein riesiges Potenzial, das wir bei der Behandlung des Fibromyalgiesyndroms nutzen können.

Counterirritant-Effekt bei Schmerzen: Ein wesentlicher Bestandteil vieler ätherischer Öle sind Monoterpene, das sind chemische Verbindungen, die von unserem Körper besonders schnell aufgenommen werden. Einige dieser Verbindungen können durch den sogenannten »Counterirritant-Effekt« (Gegenreiz-Effekt) eine erstaunlich lindernde Wirkung auf Schmerzen ausüben. Auf der Haut aufgetragen, verursachen sie eine minimale Gewebereizung, die eine

Ausschüttung des Botenstoffs Substanz P zur Folge hat. Bei wiederholter Anwendung wird die Schmerzwahrnehmung dadurch herabgesetzt. Entsprechende Aromaöle werden beispielsweise aus Zitrone, Gewürznelke, Ingwer oder Gartenbohnenkraut gewonnen.

Wie wirken Duftstoffe?

Der Geruchssinn wird schon vor der Geburt im Mutterleib geprägt, er ist unser ältester und ursprünglichster Sinn. Wie viele Gerüche ein Mensch unterscheiden kann, ist individuell sehr unterschiedlich. Man geht von mehreren Tausend aus. Gerüche beeinflussen unser Leben mehr, als wir vermuten: Sie steuern Emotionen, geben uns Information über unsere Umwelt und beeinflussen sogar die Wahl unseres Sexualpartners.

Im oberen Teil unserer Nase liegt das Riechepithel (die Riechschleimhaut), auf dem sich ca. 5 Millionen Riechzellen befinden. Diese verfügen über unterschiedliche Duftstoffrezeptoren. Die bei der Atmung vorbeiströmenden Duftmoleküle docken hier an, was zu deren Aktivierung führt und eine Signalkaskade bis in unterschiedliche Bereiche des Gehirns in Gang setzt. Das limbische System z. B. beeinflusst maßgebend unsere Emotionen. Der Hypothalamus ist das wichtigste Steuersystem des vegetativen Nervensystems. Andere mit ihm verknüpfte Hirnareale stehen eng mit der Bildung von Erinnerungen im Zusammenhang. Deshalb können Düfte auch so lebhafte Erinnerungen und Emotionen auslösen. Sie beeinflussen sogar unser vegetatives Nervensystem, das Hormonsystem und das Immunsystem.

Natürlich, naturidentisch oder künstlich?

Für die Wirkung der ätherischen Öle ist ihre Reinheit von großer Bedeutung. Deshalb sollten in der Aromatherapie nur natürliche ätherische Öl zum Einsatz kommen. Warum?

Natürliche ätherische Öle sind Vielstoffgemische aus naturreinen Komponenten. Ihre Zusammensetzung ist so komplex, dass es bis heute nicht möglich ist, sie im Labor nachzubauen. Diese auch als naturrein bezeichneten ätherischen Öle dürfen keine synthetischen Zusätze enthalten.

Naturidentische Öle werden nach der chemischen Zusammensetzung natürlicher ätherischer Öle synthetisch hergestellt. Sie enthalten keine pflanzlichen Bestandteile. Zudem enthalten sie im Vergleich zu natürlichen Ölen deutlich weniger Wirkkomponenten. So lassen sich beispielsweise im natürlichen Rosmarinöl ca. 150 Inhaltsstoffe nachweisen, während naturidentisches Rosmarinöl zwar sehr ähnlich riecht, meist aber nur aus 10 Komponenten hergestellt wird.

Künstliche Öle werden synthetisch hergestellt. Ihre im Labor entwickelte Struktur kommt in der Natur nicht vor.

Tipps zum Selbermachen

Für einfache Anwendungen von Aromaölen brauchen Sie keine spezielle Ausbildung. Ein paar Dinge sollten Sie aber beachten:

- Wichtig für die Wirkung ist eine gute Qualität. Verwenden Sie deshalb natürliche Öle. Synthetisch hergestellte Öle wie billige Duftöle sind für die Aromatherapie keinesfalls geeignet. Empfehlenswerte Bezugsquellen finden Sie im Serviceteil dieses Buches (Seite 143).
- Laien sollten grundsätzlich keine hochprozentigen Aromaöle verwenden oder die Öle gar »pur« auftragen.
- Dosieren Sie Aromaöle grundsätzlich sparsam.
- Ätherische Öle haben allergisches Potenzial. Testen Sie also immer erst einmal in höherer Verdünnung, ob Sie das verwendete Produkt gut vertragen.
- Ätherische Öle sollten nicht mit den Augen und Schleimhäuten in Berührung kommen.
- Da Aromaöle sich nicht mit Wasser verbinden, müssen Sie bei selbst hergestellten Produkten einen Emulgator wie Sahne, Milch oder Honig beimischen.

Die therapeutische Wirkung der Düfte

Jedes ätherische Öl hat seine eigene ganz spezielle Wirkung auf Körper und Seele. Probieren Sie es einfach mal aus. Lassen Sie Ihre Nase und Ihr Wohlgefühl entscheiden.

Rose – zur Harmonisierung bei psychischer Belastung: Ein ganz besonderes Dufterlebnis mit intensiver Wirkung auf die Psyche vermittelt die Rose. Sie triggert positive Emotionen und rückt das Alltagsgeschehen zumindest für eine Weile in den Hintergrund. Eine Auszeit für die Seele!

Rosmarin und Schlehe – gegen Erschöpfung und Lustlosigkeit: Besonders bei körperlicher Erschöpfung sind Rosmarin- und Schlehenöl eine gute Wahl. Rosmarin kurbelt zudem den Kreislauf und die Durchblutung an. Es hat eine sehr belebende Wirkung, deshalb sollten Sie das Öl eher morgens verwenden. Bei Missempfindungen mit Taubheitsgefühl kann es ebenfalls gute Dienste leisten.

Lavendel – Hilfe bei Stress und Einschlafproblemen: Lavendelöl wirkt beruhigend und angstlösend. Spannungsbedingte Kopfschmerzen können Sie mit einer Einreibung der Nackengegend oder einer ölhaltigen Brustauflage lindern. Wenn

Ihre Gedanken kreisen und das Einschlafen verhindern, ist ein Lavendel-Fußbad am Abend genau das Richtige. Bei Angstzuständen oder Anspannung geben Sie ein paar Tropfen reines Lavendelöl zur Raumaromatisierung in einen Diffusor. Verwenden Sie für Auflagen oder Bäder 5-prozentiges Lavendelöl.

Pfefferminze – stark bei Kopfschmerzen: Ein paar Tropfen verdünntes Pfefferminzöl auf die Schläfen lindert Kopfschmerzen. Die kühlende und krampflösende Wirkung dieses Öls hat sich besonders beim Spannungskopfschmerz bewährt. Frühzeitig eingesetzt, kann es in Einzelfällen sogar eine Migräneattacke verhindern. Es hat einen nachgewiesenen schmerzlindernden Effekt und löst auch Muskelverspannungen.

Orange – bringt Sonne ins Leben: Man sagt, im Orangenöl sei die Sonne gespeichert und es bringe Licht in unser Leben. In der Tat wirkt das Öl harmonisierend, angstlösend und stimmungsaufhellend. Es hat eine entspannende und gleichzeitig belebende Wirkung auf Körper und Psyche. Ähnlich wirken auch andere Zitrusöle wie Mandarine, Bergamotte oder Limone.

Wacholder und Eukalyptus – wirksam bei Muskelverspannung: Die durchblutungsfördernden Öle aus Wacholder, Eukalyptus, Rosmarin und Majoran lösen Verspannungen der Muskulatur. Zudem wirken sie anregend und durchwärmend. Genau das Richtige, wenn Sie müde und verspannte Muskeln haben. Die Öle sind bewährte Bestandteile in Badezusätzen und Massageölen.

Wintergrünöl – Schmerzlinderung mit Einschränkungen

Wintergrünöl, das ätherische Öl des Wintergrüns, bei uns auch als Scheinbeere bekannt, hat unbestritten eine schmerzlindernde und entzündungshemmende Wirkung. Deshalb wird es in der alternativen Medizin gerne empfohlen. Aber Vorsicht! Unverdünntes reines Wintergrünöl besteht zu bis zu 98 Prozent aus Methylsalicylat, welches im Gewebe in Salicylsäure – den Hauptwirkstoff von Aspirin – umgewandelt wird. 1 ml Öl entspricht 1,4 g Aspirin! Da das Öl sehr gut über die Haut aufgenommen wird, besteht bei unsachgemäßer Anwendung akute Vergiftungsgefahr. Es darf niemals unverdünnt und nur in kleinen Mengen verwendet werden. Am besten kaufen Sie Fertigprodukte und halten sich an die empfohlene Dosierung. Falls Sie Asthmatikerin sind oder blutverdünnende Medikamente einnehmen, sollten Sie dieses Öl nicht verwenden. Bei Kleinkindern ist es absolut kontraindiziert.

Aromabäder

Bei der Durchführung von Bädern gelangen die ätherischen Öle sowohl über die Haut wie auch über die Riechschleimhaut in den Körper. Es gibt qualitativ hochwertige Badezusätze in sehr guter Qualität zu kaufen. Sie unterstützen die Entspannung und den Schlaf, regen an, helfen bei Muskelschmerzen oder bei gedrückter Stimmung.

Bitte beachten: Falls Sie unter starken Krampfadern leiden, sollten Sie prinzipiell keine zu warmen Bäder nehmen. Eine gute Alternative dafür sind Einreibungen.

Hier ein paar Empfehlungen für selbst gemischte Pflegeprodukte:

Pflegende Badezusätze: Der Vorteil vom »Selbermachen« liegt auf der Hand: Sie können den Duft nach Ihren individuellen Vorlieben zusammenstellen. Die Aromaölmischung kann Ihren körperlichen Beschwerden individuell angepasst werden. Selbermachen spart Geld. Und das Wichtigste: Es macht einfach Spaß, mit Düften zu experimentieren.

Badezusätze mit ätherischen Ölen sind einfach herzustellen: Für ein Vollbad mischen Sie 8 bis 10 Tropfen ätherisches Öl mit 1 EL pflegendem Öl, z.B. Mandel- oder Jojobaöl, und 2 EL Milch oder Sahne in einem Schraubglas mit Deckel gut durch. Alternativ können Sie das ätherische Öl auch nur mit 2 bis 3 EL Meersalz oder 100 ml Sahne mischen.

Für ein Fußbad reichen 3 bis 4 Tropfen naturreines Aromaöl und 1 EL Sahne, 1 TL Meersalz oder 1 TL Honig.

Körperöle – Aromatherapie mit Hautpflegeeffekt: Zur Herstellung eines Körperöls benötigen Sie je nach Hauttyp ein passendes Trägeröl in Bioqualität. Während sich Jojobaöl bei unreiner Haut empfiehlt, passen Sonnenblumen- und Mandelöl für alle Hauttypen. Mandelöl eignet sich besonders gut, da es tief in alle Hautschichten eindringt. Es ist geruchsneutral und pflegt Ihre Haut zusätzlich mit Vitamin E und Omega-3-Fettsäuren. Mischen Sie je nach gewünschter Duftintensität 20 bis 30 Tropfen naturreines Aromaöl in 100 ml Trägeröl.

Edles Rosenöl: Mischen Sie 30 Tropfen 10-prozentiges naturreines Rosenöl mit 100 ml Mandelöl. Massieren Sie das Öl nach dem Duschen sparsam in die noch feuchte Haut ein.

Aromadiffusor oder Duftlampe: Aromaöle entfalten ihre Wirkung auch beim Verdampfen. Dazu geben Sie 3 bis 6 Tropfen naturreines Aromaöl und Wasser in einen Diffusor oder eine Duftlampe. Sie können sich je nach gewünschter Wirkung und Vorliebe Ihre ganz persönliche Duftmischung zusammenstellen.

Duftmischung für Gelassenheit: Mischen Sie je 2 Tropfen Mandarinen- und Bergamotteöl und geben Sie 1 Tropfen Lavendel- und 1 Tropfen Sandelholzöl dazu.

Ernährung

Gibt es sie überhaupt, die »richtige« Ernährung? Und was hat Essen mit Wohlbefinden zu tun, außer dass es bei Frust unser Belohnungssystem bedient? Eines ist jedenfalls sicher: Wichtig ist nicht nur, was, sondern auch, wie wir essen.

Die Menschen in Deutschland verbringen laut einer Erhebung des statistischen Bundesamts aus dem Jahr 2024 eine Stunde und 40 Minuten täglich mit Essen und Trinken. Das ist viel Zeit. Essen liefert uns die notwendige Energie zum Leben, es prägt unser soziales Miteinander. Und es spielt eine wichtige Rolle bei der Prävention und Behandlung von Erkrankungen. Wie eng unsere Gesundheit damit verbunden ist, wie wir uns ernähren, zeigt die Fülle von Forschungsergebnissen zu diesem Thema.

Essen – Genuss für die Sinne

Abgesehen von der Nahrungsaufnahme verbringen wir auch relativ viel Zeit mit der Beschaffung und Zubereitung von Essen. Das meiste davon ist Routine, geht so nebenher. Aber es kann auch als Genusstraining zelebriert werden. Sicher nicht immer, aber wenn möglich, immer öfter.

Genussmomente helfen, das Schmerzgedächtnis zu »überschreiben«. Anhaltender Disstress triggert oxidativen Stress mit all seinen negativen Folgen auf körperlicher Ebene (mehr dazu im Kapitel »Vitamine, Mineralstoffe und Co.«, Seite 110). Eine gesunde Ernährung unterstützt unseren Körper dabei, mit dieser Belastung besser zurecht zu kommen.

Schon das Einkaufen und Zubereiten einer Mahlzeit kann Freude machen. Vielleicht haben Sie die Möglichkeit, auf dem Wochenmarkt oder in einem Hofladen einzukaufen? Auch die meisten Supermärkte bieten mittlerweile ein breites Sortiment von appetitlichen, frischen Produkten. Genießen Sie den Duft und die Farben. Beim Kochen darf immer mal wieder probiert werden. Experimentieren Sie mit neuen Lebensmitteln, Kräutern und Gewürzen (mehr dazu im Kapitel über mediterrane Kost, Seite 107). Das dauert nicht länger und es macht Spaß. Auch die Augen essen mit: Richten Sie sich Ihr Essen schön an und nehmen Sie sich Zeit. Kauen Sie ganz bewusst. Wie ist das Mundgefühl, was schmecken Sie heraus? Fokussieren Sie Ihre Sinne ganz aufs Essen. Das Smartphone sollte während des Essens Pause haben.

Der Einfluss der Verdauung auf Körper und Psyche

Verdauung bedeutet für unseren Körper vor allem einen großen Energieaufwand. Mit ein paar einfachen Maßnahmen können Sie ihm die Arbeit erleichtern. Wenn Sie sie beherzigen, kann das durchaus zur Linderung Ihrer Symptome beitragen:

- Permanentes Snacken stört eine geregelte Verdauung und führt zu Übergewicht, wie Untersuchungen belegen. Pausen zwischen den Mahlzeiten sind also wichtig, vier bis fünf Stunden sollten es schon sein. Das Intervallfasten, bei dem die Nahrungszufuhr bewusst für 12 oder sogar 16 Stunden unterbrochen wird, macht es unserem Körper sogar noch leichter, ungestört zu verdauen und seine Ressourcen dann für andere Aufgaben zu verwenden. Die gesundheitlichen Effekte längerer Pausen zwischen den Mahlzeiten sind hinreichend belegt.
- Nehmen Sie sich Zeit fürs Essen. Schlingen Sie das Essen nicht hinunter. Kauen Sie jeden Bissen sorgfältig – es muss ja nicht dreißigmal sein, wie der Vater der Schrothkur F. X. Mayr es fordert. Intensiveres Kauen fördert den Speichelfluss und macht schneller satt.
- Warme Speisen erleichtern dem Körper die Verdauungsarbeit. Rohkost und Salate sind zwar sehr gesund, aber nicht unbedingt leicht verdaulich. Deshalb sollten sie eher ein Bestandteil des Mittagessens sein.
- Da unser Magen durchschnittlich drei Stunden benötigt, bis er den Nahrungsbrei vorverdaut und weitertransportiert hat, sollten Sie das Abendessen nicht zu spät einnehmen. Mit leerem Magen schläft man einfach besser.

Im Fokus: der Darm

Es ist keine neue Erkenntnis, dass Übergewicht die Gelenke belastet und zu vorzeitiger Abnützung führt. Weit weniger bekannt ist aber, wie groß der Einfluss unserer Ernährung auf den Stoffwechsel, das Immunsystem, das Nervensystem und sogar auf unsere Psyche ist. Wie lässt sich das erklären?

Der Darm ist mit rund 400 m^2 unsere größte Kontaktfläche zur Außenwelt.

Zum Vergleich: Unsere Hautoberfläche beträgt gut 2 m^2. Unser angeborenes Immunsystem befindet sich zu 80 Prozent in der Darmwand. Es sorgt unter anderem dafür, dass keine Krankheitserreger in unseren Körper eindringen. Auch unser Mikrobiom, also die vielen Mikroorganismen, die den Darm besiedeln, erfüllen wichtige Aufgaben. Es lohnt sich also ein genauerer Blick auf diesen spannenden Mikrokosmos.

Superorgan Mikrobiom

Unser Mikrobiom ist ein komplexes Ökosystem. Ungefähr 1000 verschiedene Arten von Mikroorganismen leben in und auf unserem Körper, die allermeisten davon im Darm. Das Mikrobiom umfasst mehr Organismen, als unser Körper Zellen hat, und ist bei jedem Menschen etwas unterschiedlich zusammengesetzt – so einzigartig wie unser Fingerabdruck.

Ohne diese Mikroorganismen wären wir nicht lebensfähig. Sie zerlegen die aufgenommene Nahrung in ihre Bestandteile, produzieren kurzkettige Fettsäuren zur Energieversorgung unserer Darmzellen und sind an der Biosynthese von Vitamin K und unterschiedlichen B-Vitaminen beteiligt. Sie stabilisieren die Darmbarriere – eine Schutzschicht, die verhindert, dass schädliche Substanzen in den Darm eindringen – und tragen zur reibungslosen Funktion unseres Immunsystems bei. Und das sind nur einige ihrer Funktionen. Jede Woche erscheinen neue Publikationen, die den engen Zusammenhang zwischen Mikrobiom, Gesundheit und diversen Erkrankungen aufzeigen. So fand eine Studie aus dem Jahr 2025 konkrete Hinweise, dass auch bei der Fibromyalgie eine Verbindung zwischen Schmerzen und Mikrobiom besteht.[33]

Ein gesundes Mikrobiom weist eine hohe Diversität auf, also eine große Artenvielfalt. Seine Zusammensetzung wird neben genetischer Disposition und Alter auch von variablen Faktoren wie der Ernährung, dem Lebensstil (Alkohol, Rauchen, Stress) und Medikamenten beeinflusst. Menschen, die sich überwiegend vegetarisch ernähren, weisen ein anderes Mikrobiom auf als Anhänger der klassischen »Western Diet«, also einer fleischlastigen Ernährung mit einem hohen Anteil von Zucker und hoch verarbeiteten Lebensmitteln. Interessanterweise finden sich bei dieser Ernährungsform im Darm oft erhöhte Entzündungsmarker. Studien belegen, dass bei der Western Diet z. B. das Risiko für Stoffwechselerkrankungen wie den Typ-2-Diabetes und auch für bestimmte Krebsarten signifikant erhöht ist.[34]

Darm-Hirn-Achse

Alles, was im Darm passiert, nimmt Einfluss auf unsere Gesundheit und unser Wohlbefinden. Und damit sind bei weitem nicht nur Blähungen oder Bauchschmerzen gemeint. Aktuelle Forschungsergebnisse zeigen den engen Zusammenhang von Mikrobiom, Immunsystem, Nervensystem und Psyche, man spricht von der »Darm-Hirn-Achse«. So konnte gezeigt werden, dass anhaltender Disstress, wie ihn Schmerzpatientinnen oft erleiden, eine chronische Aktivierung des im Darm lokalisierten Immunsystems auslösen kann. Mögliche Folgen sind eine chronische Mastzellaktivierung, die wiederum Nahrungsmittelunverträglichkeiten oder auch die vermehrte Ausschüttung von Entzündungsbotenstoffen zur Folge hat. Das stört die Darmfunktion und verursacht Beschwerden wie Blähungen, Durchfall und Schmerzen, die auch bei Fibromyalgie vorkommen. Spannend ist auch die Erkenntnis, dass einige Enzyme im Verdauungstrakt nicht nur für die Aufspaltung von Nahrungsbestandteilen zuständig sind, sondern gleichzeitig als Botenstoffe dienen: Sie können an spezielle Rezeptoren im Darm andocken und so die Funktion von Nerven-, Muskel- und Immunzellen beeinflussen. So kommuniziert unser Darm direkt mit dem Gehirn.

Mediterrane Kost wirkt entzündungshemmend

Mit »Urlaub« verbinden viele von uns schönes Wetter, Entspannung, Strand, Meer und – ganz wichtig – gutes Essen. Besonders die Mittelmeerküche hat es uns Deutschen angetan. Frisches Gemüse aller Arten, knackiges Obst, Pasta und Reis, Hülsenfrüchte und frischer Fisch, zubereitet mit schmackhaften Kräutern und reichlich Olivenöl, sind typische Bestandteile der traditionellen mediterranen Küche.

In der diätetisch genutzten gesunden mediterranen Ernährung liegt der Schwerpunkt noch etwas stärker auf Gemüse und Hülsenfrüchten anstelle von Fleisch und Fisch. Zudem sollten Vollkornprodukte wie Vollkornnudeln oder ungeschälter Reis häufiger auf den Tisch kommen und Lebensmittel aus Weißmehl ersetzen. Auch Saaten und Nüsse dürfen nicht fehlen. Sie liefern zusammen mit reinen Pflanzenölen den größten Teil der einfach und mehrfach ungesättigten Fettsäuren. Der Anteil der Milchprodukte sollte eher gering sein.

Warum ist diese Küche so gesund? Das Besondere an der mediterranen Ernährungsform ist ihr hoher Ballaststoffanteil und der hohe Anteil von Vitaminen, Spurenelementen und sekundären Pflanzenstoffen, den Obst, Gemüse und die proteinreichen Hülsenfrüchte haben. Großer Vorteil: Ballaststoffreiche, wenig verarbeitete Lebensmittel machen schneller satt und weisen einen niedrigen glykämischen Index auf. So steigt unser Blutzucker nach dem Essen nur moderat und insgesamt deutlich langsamer. Eine mediterrane Ernährung beugt also Übergewicht und Diabetes vor. Zudem sinkt der Cholesterinspiegel. Die mediterrane Ernährung wirkt sich auch nachweislich positiv auf die Zusammensetzung unseres Mikrobioms aus. Und in einem gesunden Mikrobiom finden sich weniger entzündungsfördernde Botenstoffe und damit auch weniger »stille Entzündungen«. Das ist umso bedeutsamer, als Fibromyalgiepatientinnen durch die anhaltenden Schmerzen und den chronischen Stress eher zu chronischen Entzündungen neigen.

Wenig verarbeitete Lebensmittel

Mediterrane Ernährung bedeutet, frische und wenig verarbeitete Lebensmittel zu verwenden. Regionale und saisonale Produkte weisen einen höheren Gehalt an Mikronährstoffen auf, schmecken besser und haben, nebenbei bemerkt, auch eine bessere Ökobilanz.

Unter »hoch verarbeiteten« Lebensmitteln verstehen wir Produkte, die viele Verarbeitungsschritte durchlaufen haben und eine Menge künstlicher Zusatzstoffe enthalten. Die meisten in der Werbung angepriesenen Lebensmittel fallen darunter, beispielsweise Tiefkühlgerichte und Instantprodukte, Backwaren, Snacks, Eiscreme, Süßigkeiten und Wurst. Auch so manches vermeintlich gesunde Fleischersatzprodukt auf Pflanzenbasis zählt dazu. Der Anteil von verstecktem Fett, Zucker und Salz liegt hier deutlich höher als in frisch zubereiteten Mahlzeiten. Deshalb sind diese Produkte meist billig, haltbar, schmackhaft und sehr bequem zuzubereiten – aber leider auch ziemlich ungesund.

Ballaststoffe

Ballaststoffe sind ausschließlich in pflanzlichen Lebensmitteln enthalten. Typische Vertreter sind Inulin, Lignin oder

Ballaststoffentzug bedeutet Qualitätsverlust

Um die industrielle Verarbeitung von Lebensmitteln zu vereinfachen und eine möglichst lange Lagerung zu ermöglichen, werden Ballaststoffe gezielt entfernt. Ein typisches Beispiel ist Mehl. Weißmehl, das nahezu keine Schalenbestandteile enthält, ist monatelang haltbar, während Vollkornmehl deutlich schneller verdirbt. Je heller das Mehl, desto geringer ist der Ballaststoffanteil. Die Typenbezeichnung auf der Packung gibt den Ausmahlungsgrad an. Je niedriger die Zahl, desto geringer ist der Schalenanteil. Die Type 1050 enthält also deutlich mehr gesunde Randschichten als die Type 405 und somit auch mehr Ballaststoffe, Vitamine und Mineralstoffe. Beim Vollkornmehl wird das ganze Korn vermahlen, deshalb gibt es keine Typenbezeichnung.

resistente Stärke. Der menschliche Verdauungstrakt kann sie nicht oder nur teilweise verwerten. Fast alle sind jedoch wichtige Präbiotika, d. h., sie begünstigen das Wachstum gesundheitsfördernder Darmbakterien. Diese bilden daraus kurzkettige Fettsäuren, die für die Ernährung der Darmschleimhaut wichtig sind. Gleichzeitig wirken Bakterien wie das Faecalibacterium prausnitzii Entzündungen entgegen. Ballaststoffe sorgen für eine geregelte Verdauung, senken den Cholesterinspiegel und reduzieren nachweislich das Risiko für Darmkrebs, Diabetes und Herz-Kreislauf-Erkrankungen. Durch den hohen Gehalt an sekundären Pflanzenstoffen mildern sie die negativen Folgen von oxidativem Stress ab. Dieser ist bei Fibromyalgie und anderen Schmerzerkrankungen besonders hoch. Die Deutsche Gesellschaft für Ernährung (DGE) empfiehlt die Zufuhr von 30 g Ballaststoffen pro Tag, was nicht ganz einfach umzusetzen ist, insbesondere da die Ballaststoffe von der Lebensmittelindustrie in den Produkten häufig entfernt werden. Das verbessert zwar die Verarbeitungseigenschaften und die Haltbarkeit wird erhöht. Unsere Gesundheit hat aber das Nachsehen (siehe Box S. 108).

Omega-Fettsäuren

Den Begriff »ungesättigte Fettsäuren« verbinden viele Menschen sofort mit »gesund«. Doch nicht alle ungesättigten Fettsäuren sind uneingeschränkt gut für die Gesundheit. Während für die essenziellen Omega-3-Fettsäuren Alpha-Linolensäure (ALA), Eicosapentaensäure (EPA) und Docosahexaensäure (DHA) eine antientzündliche und antioxidative Wirkung nachgewiesen ist, fördern die Omega-6-Fettsäuren Linolsäure und Arachidonsäure eher Entzündungsprozesse im Körper. Das bedeutet aber nicht, dass Omega-6-Fettsäuren schädlich für uns sind. Wie die Omega-3-Fettsäuren erfüllen sie wichtige Aufgaben in unserem Körper. So sind sie ein elementarer Bestandteil von Membranen und anderen Zellstrukturen. Gleichzeitig sind sie die Bausteine für Eicosanoide, die für unsere Immunabwehr wichtig sind.

Die gesundheitsfördernden Eigenschaften der Omega-3-Fettsäuren sind sehr gut erforscht. Sie wirken entzündungshemmend und beugen einer Arteriosklerose und den daraus folgenden Herz-Kreislauf-Erkrankungen vor. Gemeinsam sorgen sie dafür, dass unsere Zellmembranen gut funktionieren. Auch mehren sich die Hinweise, dass sie unser Gehirn vor vorzeitigem Abbau schützen können. ALA hat einen positiven Effekt auf Herzfrequenz, Blutdruck und Cholesterinspiegel. EPA reduziert das Risiko für Schlaganfall und Herzinfarkt. DHA ist für die Funktion unserer Nerven und unserer Augen besonders wichtig.

Auf das Verhältnis kommt es an: Unser Körper benötigt also verschiedene ungesättigte Fettsäuren, um reibungslos zu funktionieren. Entscheidend für unsere

Gesundheit ist das richtige Verhältnis von Omega-3- zu Omega-6-Fettsäuren. Das ideale Verhältnis ist 1:5. In der Realität findet sich aber meist ein Verhältnis von 1:10. Schuld daran ist unser westlicher Ernährungsstil mit seinem hohen Anteil von tierischem Fett. Dieses enthält vorwiegend gesättigte Fettsäuren und Omega-6-Fettsäuren, dafür relativ wenig Omega-3-Fettsäuren.

Eine mediterrane Kost ist reich an gesunden Fettsäuren, darunter auch gesundheitsfördernde einfach ungesättigte Fettsäuren, wie man sie im Olivenöl findet. Dennoch empfehle ich Ihnen, zusätzlich natürliche Quellen für Omega-3-Fettsäuren zu nutzen. In pflanzlichen Lebensmitteln wie Lein-, Walnuss-, Hanf-, Raps- und Sojaöl, in Leinsamen, Chiasamen und Walnüssen ist viel ALA enthalten, aber kein EPA und DHA. Unser Körper kann zwar ALA in EPA und DHA umwandeln, aber nur zu einem sehr geringen Prozentsatz. Das reicht nicht aus.

Fettreiche Meeresfische wie Lachs, Hering, Sardelle oder Makrele haben einen hohen Gehalt an EPA und DHA und sollten deshalb zwei- bis dreimal pro Woche auf dem Speiseplan stehen. Aber nicht jeder mag Fisch, von der ökologischen Problematik des Überfischens der Weltmeere einmal ganz abgesehen. Kein Problem, denn DHA und EPA werden ja eigentlich von Mikroalgen – von denen sich die Fische ernähren – produziert. Die Algen sind also die wahre Omega-3-Quelle. Öle aus diesen Mikroalgen (z. B. Spirulina-, Chlorella- oder Schizochytrium-Algen) sind also die perfekte und dazu auch noch vegane Alternative. Achten Sie aber auf die empfohlene Verzehrmenge, denn die Produkte sind unterschiedlich konzentriert. Das Öl sollten Sie zusammen mit der fettreichsten Mahlzeit des Tages einnehmen. So ist eine optimale Aufnahme im Darm gewährleistet. Da die Algen in der Regel aus Zuchtbetrieben stammen, ist gleichzeitig auch die Belastung mit Mikroplastik minimiert.

Vitamine, Mineralstoffe und Co.

Antioxidantien – jeder kennt den Begriff. Zu den antioxidativen Mikronährstoffen gehören verschiedene Vitamine, Spurenelemente und sekundäre Pflanzenstoffe. Doch was machen Antioxidantien eigentlich genau? Und warum können sie beim Fibromyalgiesyndrom nützlich sein?

Antioxidantien neutralisieren freie Radikale

Jede Sekunde entstehen in unserem Körper freie Radikale. Diese hoch aggressiven chemischen Verbindungen sind eigentlich ganz normale Stoffwechselprodukte. Im Regelfall werden sie sofort in unschädliche Substanzen umgewandelt. Freie Radikale schädigen besonders Blutgefäße sowie Proteine und Lipide. Sie reagieren aber auch mit Zellkernen und der darin enthaltenen Erbinformation, was zu gravierenden Schäden führen kann. Die Entwicklung chronischer Erkrankungen und auch Alterungsprozesse werden dadurch getriggert.

Chronische Entzündungen, anhaltender Stress und andere belastende Umweltfaktoren führen zu einer vermehrten Bildung von freien Radikalen, sodass ihre Neutralisation beeinträchtigt wird. Bei Fibromyalgiepatientinnen erhöhen Schmerzen und psychische Belastungen wie Fibro-Fog (Seite 16) oder gedrückte Stimmung den oxidativen Stress für die Zellen zusätzlich und beeinträchtigen deren Regeneration.

Die gezielte Zufuhr antioxidativer Mikronährstoffe kann unseren Stoffwechsel bei der Neutralisation von freien Radikalen unterstützen. Dazu gehören, wie bereits erwähnt, verschiedene Vitamine und Spurenelemente, auf die ich im Folgenden noch eingehen werde. Auch sekundäre Pflanzenstoffe wie Flavonoide,

Nahrungsergänzungsmittel – zu schön, um wahr zu sein

Der Markt für Nahrungsergänzungsmittel (NEM) boomt. Bis zum Jahr 2028 wird in Deutschland ein Umsatz von zwei Milliarden Euro erwartet. In einer Umfrage aus dem Jahr 2023 gaben ein Drittel aller Befragten an, täglich NEM einzunehmen. Die Vorstellung, durch entsprechende Präparate die Gesundheit auf ewig zu erhalten oder quälende Beschwerden mittels passender »Reparaturmischungen« schnell und einfach loszuwerden, ist zwar verlockend, bleibt aber meist ein frommer Wunsch. Krankheitssymptome sind nur selten die Folge eines Mangels an Mineralstoffen, Vitaminen und Co., auch wenn eine fürsorgliche Industrie uns dies gerne weismachen möchte. In bestimmten Situationen wie Schwangerschaft, Mangelernährung oder bei nachgewiesenen Defiziten, beispielsweise einem Vitamin-D-Mangel, sollte eine Substitution erfolgen. NEM sind aber kein Ersatz für eine gesunde Ernährung, Bewegung und einen achtsamen Umgang mit den eigenen Ressourcen. Falls es für einen begrenzten Zeitraum doch NEM sein sollen, schauen Sie genau hin: Welche Inhaltsstoffe in welcher Menge sind in dem Präparat? Handelt es sich um ein naturreines Produkt oder ist es synthetisch hergestellt? Wie sieht es mit Konservierungs- und Aromastoffen aus? Wichtig: Halten Sie sich an die empfohlene Dosierung. Besonders fettlösliche Substanzen wie beispielsweise das Vitamin A können sich im Körper anreichern und bei Überdosierung schaden.

Carotinoide und Lignane sind potente Antioxidantien. Am besten werden diese kleinen Helfer über eine ausgewogene pflanzenbasierte Ernährung kontinuierlich zugeführt. Nahrungsergänzungsmittel sollten eher die Ausnahme bleiben.

Der Verzicht aufs Rauchen, die Vermeidung von Stress sowie gute Stressbewältigungsstrategien reduzieren ebenfalls die Bildung von freien Radikalen und helfen dem Körper, gesund zu bleiben.

Coenzym Q10

Coenzym Q10 ist in jeder Körperzelle vorhanden. In unseren Mitochondrien, den »Kraftwerken« der Zelle, spielt es eine zentrale Rolle bei der Herstellung von Adenosintriphosphat (ATP), dem wichtigsten Energieträger. Zudem wirkt Coenzym Q10 als Antioxidans und Membranstabilisator. Strukturell ist es nah mit den Vitaminen E und K verwandt. Es wird sowohl über die Nahrung aufgenommen als auch im Körper selbst hergestellt. Für die Eigensynthese werden verschiedene Vitamine der B-Gruppe benötigt. Die höchste Konzentration von Q10 findet sich in Herz, Leber, Gehirn und in unserer Skelettmuskulatur, also an den Orten, wo die meiste Energie benötigt wird. Chronische Erkrankungen wie Diabetes und Arteriosklerose erhöhen den Bedarf, aber auch oxidativer Stress führt zu einem erhöhten Verbrauch. Bereits ab dem 40. Lebensjahr verringert sich die körpereigene Synthese. Statine, eine häufig verordnete Substanzgruppe zur Senkung des Cholesterinspiegels, hemmen indirekt den Aufbau von Coenzym Q10. Die häufigste Nebenwirkung der Statine: Muskelschmerzen und Muskelschwäche. Die Muskelprobleme verschwinden oft bei Einnahme von zusätzlichem Q10.

Auch Patientinnen mit Fibromyalgie haben interessanterweise häufig einen erniedrigten Coenzym-Q10-Plasmaspiegel. Aus meiner Erfahrung ist bei Muskelschmerzen und Muskelschwäche deshalb ein Therapieversuch mit Q10 immer sinnvoll und führt oft zu einer Besserung. Coenzym Q10 erhalten Sie als Ubiquinon (inaktive Form, muss im Körper noch umgewandelt werden) oder Ubiquinol (biologisch aktive Form). Es empfiehlt sich die Einnahme von 100 mg zum Frühstück, da es sich um eine fettlösliche Substanz handelt. Nach 12 Uhr sollten Sie Q10 nicht mehr einnehmen, da es durch seine aktivierende Wirkung zu Schlafstörungen führen kann.

5-Hydroxytryptophan (5-HTP)

Die Aminosäuren 5-HTP und Tryptophan sind Vorläufer des Neurotransmitters Serotonin, des vielgepriesenen »Glückshormons« (Seite 28). Tryptophan muss über die Nahrung aufgenommen werden, da der Körper es selbst nicht herstellen kann. Den Bedarf können Sie über tryptophanreiche Lebensmittel wie Milchprodukte, Soja, Geflügel, Fisch, Nüsse und

Samen meist problemlos decken. 5-HTP entsteht als Zwischenstufe bei der Bildung von Serotonin im Körper und ist in normalen Lebensmitteln nicht enthalten. Es gibt aber entsprechende Nahrungsergänzungsmittel. Sie werden aus den Samen der Afrikanischen Schwarzbohne (Griffonia simplicifolia) gewonnen.

Das meiste aufgenommene Trypthophan wird in der Darmschleimhaut in Serotonin umgewandelt. Dieses Serotonin gelangt jedoch nicht ins zentrale Nervensystem, da es die Blut-Hirn-Schranke nicht passieren kann. Auch das Tryptophan selbst kann die Blut-Hirn-Schranke nicht gut überwinden, sodass nur ein kleiner Teil ins Gehirn gelangt und dort in Serotonin umgewandelt wird. Für 5-HTP ist die Passage ins zentrale Nervensystem kein Problem. Es gelangt über die Blut-Hirn-Schranke in das Gehirn und wird dort in Serotonin umgewandelt. Nur das direkt im Gehirn produzierte Serotonin erzielt die positiven Wirkungen auf Psyche und Schmerzempfinden.

In kleineren Studien zum Fibromyalgiesyndrom wurde eine stimmungsaufhellende, angstlösende und schmerzlindernde Wirkung von 5-HTP nachgewiesen – Sie sollten es als Nahrungsergänzungsmittel also durchaus in Erwägung ziehen. Zudem soll es sich auch verlängernd auf die REM-Schlafphase auswirken und die Schlafqualität insgesamt verbessern. In höherer Dosierung kann es jedoch zu Blähungen, Völlegefühl oder Bauchschmerzen führen.

Bitte beachten Sie: Sehr hohe Dosierungen können in seltenen Fällen zum gefährlichen Serotoninsyndrom führen. Personen mit hohem Blutdruck oder Diabetes zählen zu den Risikogruppen. Besteht bei Ihnen eine Medikation mit Antidepressiva, dürfen Sie 5-HTP keinesfalls einnehmen!

Dosierung: Beginnen Sie mit dreimal 50 mg täglich. Bei ausbleibender Wirkung steigern Sie langsam bis auf dreimal 100 mg. Beipackzettel beachten!

Magnesium

Wir kennen Magnesium als schnelle Hilfe bei Wadenkrämpfen. Der Mineralstoff ist ein wichtiger Cofaktor für die Bereitstellung von Energieträgern. Körperliche Überanstrengung, aber auch chronischer Stress verbrauchen viel Energie und können zu einem intrazellulären Magnesiummangel führen. Ein Mangel verstärkt Muskelverspannungen, Muskelschwäche und Müdigkeit. Magnesium hat auch für unser vegetatives Nervensystem eine große Bedeutung. Es beruhigt den Sympathikusnerv und entspannt die Blutgefäße.

Die Zufuhr von Magnesium ist bei Fibromyalgie deshalb durchaus sinnvoll. Da es der Körper nicht gut speichern kann, muss es regelmäßig zugeführt werden. Achten Sie auf eine magnesiumreiche Ernährung. Viel Magnesium findet sich in Haferflocken, Naturreis, Saaten (Kürbis-

und Sonnenblumenkerne, Leinsamen), Nüssen, Bohnen und Linsen, Mangold, Datteln und Bananen.

Versuchsweise können Sie 300 bis 600 mg Magnesium in Form eines Nahrungsergänzungsmittels vorzugsweise abends einnehmen. Höhere Dosierungen führen häufig zu Durchfällen. Nehmen Sie Magnesium nicht zeitgleich mit hoch dosiertem Zink, Eisen oder Calcium ein, das kann die Resorption stören.

Vitamin D

Überdurchschnittlich viele Patientinnen mit Fibromyalgiesyndrom weisen einen deutlichen Vitamin-D-Mangel auf. Deshalb muss der Spiegel bei Diagnosestellung einmal bestimmt und ein Mangel behoben werden. Das »Sonnenhormon«, wie es auch gerne genannt wird, hat viele Funktionen im Körper.

Seine wichtige Rolle beim Aufbau und Erhalt gesunder Knochen ist Ihnen sicher bekannt. Aber wissen Sie auch, dass Vitamin D einen Einfluss auf unser Immunsystem und die Steuerung von Genen hat? Ebenso ist es an vielen Stoffwechselprozessen, wie dem Aufbau komplexer Eiweißbestandteile, beteiligt.

80 bis 90 Prozent des Vitamin D bildet unser Körper selbst. Dazu benötigt er die Hilfe von Sonnenlicht, genauer gesagt, von UVB-Strahlung. Wer sich also tagsüber nur selten draußen aufhält oder seinen Körper vom Sonnenlicht abschirmt – sei es durch Kleidung oder auch Sonnenschutzmittel mit hohem Lichtschutzfaktor –, dem droht ein Mangel. In der kalten Jahreszeit, wenn die Sonne sehr tief steht, reicht ihre UVB-Strahlung in unseren Breiten für die körpereigene Vitaminsynthese nicht aus. Nur gut, dass Vitamin D als fettlösliche Substanz problemlos gespeichert werden kann. Trotzdem weisen viele von uns im Winter und Frühjahr einen Mangel auf. Mit zunehmendem Alter kann unser Körper immer weniger Vitamin D herstellen. Auch chronische Erkrankungen von Leber, Niere und Darm sowie die langfristige Einnahme bestimmter Medikamente wie Cortison oder Zytostatika führen oft zu einem ausgeprägten Vitamin-D-Mangel.

Leider kommt Vitamin D in der Nahrung nur in geringem Maß vor. Nur fetter Seefisch und Innereien enthalten nennenswerte Mengen. Deshalb empfehle ich für Risikogruppen die Einnahme von 800 bis 1000 IE Vitamin D pro Tag, idealerweise am Morgen, da es die Produktion von Melatonin hemmen kann.

Vitamin E

Eine der wichtigsten Aufgaben des hoch potenten fettlöslichen Antioxidans Vitamin E besteht im Schutz von Membranen, wie sie in hoher Dichte in Mitochondrien und anderen Zellstrukturen vorkommen. Es schützt die darin enthaltenen ungesättigten Fettsäuren vor der Zerstörung durch freie Radikale. Gleichzeitig hat es auch antientzündliche und immunregulierende Eigenschaften. Andere Antioxidantien wie Vitamin C oder Coenzym Q10 können »verbrauchtes« Vitamin E wieder aktivieren, damit es erneut freie Radikale binden kann.

Da nur Pflanzen Vitamin E bilden, sind unsere wichtigsten Quellen Gemüse, Nüsse und naturbelassene pflanzliche Speiseöle, allem voran Weizenkeimöl. Auch Müsli, Walnüsse, Süßkartoffel, Schwarzwurzeln, Spargel und Paprika punkten mit einem besonders hohen Gehalt an Vitamin E. Vitamin E ist hitzestabil, es wird also durch Kochen nicht zerstört.

Vitamin C

Die meisten Tiere können Vitamin C selbst bilden. Der Mensch und einige Affenarten haben diese Eigenschaft im Laufe der Evolution verloren, sodass wir auf die Zufuhr von außen angewiesen sind. Für den Schutz unseres Körpers vor freien Radikalen ist Vitamin C unerlässlich. Es hat wichtige Funktionen bei der zellulären Immunabwehr. Gleichzeitig wirkt es entzündungshemmend und regulierend auf unser Immunsystem. Auch für die Wundheilung, die Bildung von Kollagen, Knorpel und verschiedener Hormone sowie für die Entgiftung von Medikamenten und Umweltgiften ist es ein zentraler Baustein. Es verbessert die Aufnahme von Eisen und regeneriert verbrauchtes Vitamin E.

Den Bedarf an Vitamin C können wir problemlos über unsere Ernährung decken. Der Körper kann das wasserlösliche Vitamin aber nicht gut speichern, sodass wir auf eine regelmäßige Zufuhr angewiesen sind. Leider ist es sehr hitze- und lichtempfindlich, auch eine lange Lagerung reduziert den Vitamin-C-Gehalt von Lebensmitteln drastisch. Die Randschichten von Obst und Gemüse enthalten am meisten Vitamin C, weshalb Sie aufs Schälen möglichst verzichten sollten. Einen besonders hohen Vitamin-C-Gehalt weisen Hagebutten und Schwarze Johannisbeeren auf. Die vielgepriesenen Zitrusfrüchte beinhalten nur halb so viel Vitamin C wie Brokkoli, Rosenkohl oder rote Paprika. Auch Erdbeeren und Kiwi sind gute Vitamin-C-Lieferanten.

Sekundäre Pflanzenstoffe

Nach aktuellen Schätzungen gibt es mindestens 10 000 verschiedene sekundäre Pflanzenstoffe, und immer wieder werden neue entdeckt. In der Natur erfüllen sekundäre Pflanzenstoffe wichtige Aufgaben. Sie schützen Pflanzen vor Krankheiten, Schädlingen und UV-Licht. Und ihre Wirkung lockt die passenden Bestäuber an. In der Ernährungsmedizin sind sie aber immer noch eine Art »Blackbox«, denn ihre Wirkmechanismen und Funktionen im menschlichen Körper sind nur zum Teil bekannt. Unbestritten spielen sie für unsere Gesundheit aber eine wichtige Rolle, wie eine Fülle von Beobachtungsstudien belegt. So wurden beispielsweise antioxidative, entzündungshemmende, stoffwechselanregende, angstlösende oder auch antikanzerogene Wirkungen nachgewiesen.

Sekundäre Pflanzenstoffe entfalten ihre optimale Wirkung vermutlich am besten als natürliches Vielstoffgemisch, wie es in Pflanzen vorkommt. Unterschiedliche Wirksubstanzen verstärken sich gegenseitig in ihrer gesundheitsfördernden Wirkung. Empfehlenswert sind also naturbelassene Produkte, die aus pflanzlichen Ausgangsstoffen hergestellt werden. Synthetisch hergestellte Präparate, wie sie als Nahrungsergänzungsmittel oft angeboten werden, sollten Sie eher meiden, da ihre Zusammensetzung manchmal nicht gut ausbalanciert ist und zu hohe Mengen einzelner Inhaltsstoffe – beispielsweise von Betacarotin – auch nachteilige Wirkungen haben können.

Es ist also am besten, wenn Sie den Bedarf an sekundären Pflanzenstoffen durch eine ausgewogene, pflanzenbasierte Ernährung decken. Regionales und saisonales Obst und Gemüse ist gesund, nachhaltig und schmeckt einfach besser. Hülsenfrüchte, Nüsse, Saaten, frische Kräuter und kalt gepresste Pflanzenöle sollten dabei nicht fehlen, sie sind besonders reich an sekundären Pflanzenstoffen. Da die Konzentration sekundärer Pflanzenstoffe in den Randschichten von Obst und Gemüse am höchsten ist, sollten Sie Produkten aus biologischem Anbau den Vorzug geben. Dann können Sie sich das mühsame Schälen meist sparen.[35]

Lycopin wirkt stark antioxidativ

Das Pigment Lycopin, das Obst und Gemüse seine appetitliche rote Farbe verleiht, ist ein potentes Antioxidans und kann auch das Risiko für Prostata-, Lungen- und Magenkrebs verringern, wie Studien zeigen konnten.[36] Die Forscher wiesen aber explizit darauf hin, dass diese Wirkung für isoliertes Lycopin als Nahrungsergänzungsmittel nicht belegt werden konnte. Es wird vermutet, dass weitere Inhaltsstoffe im Gemüse eine Rolle spielen.

Das Gute daran: Lycopin ist hitzestabil und reichert sich beim Kochen an. Deshalb findet sich im Tomatenmark im Vergleich zu frischen Tomaten eine zehnmal höhere Menge an bioverfügbarem Lycopin. Die Aufnahme im Körper lässt sich durch Fett noch erheblich verbessern. Also kochen Sie öfter mal Tomatensauce mit Olivenöl! Eine gute Lycopinquelle sind auch Hagebutten, Guaven, Wassermelonen und rote Paprika.

B-Vitamine

Die B-Vitamine sind eine chemisch sehr heterogene Stoffgruppe. Sie erfüllen viele Aufgaben im Bereich des Fett-, Kohlenhydrat- und Eiweißstoffwechsels, wobei sie häufig als Vorstufen für Coenzyme agieren. Sie sorgen für ein funktionierendes Nervensystem und sind für die Bildung unserer roten Blutkörperchen essenziell. Aufgrund ihrer Schlüsselrolle im Energiestoffwechsel der Zelle werden sie gerne auch als »Motoren« unseres Stoffwechsels bezeichnet. Da viele Symptome beim Fibromyalgiesyndrom durch einen Mangel an Energie auf allen Ebenen und durch Störungen im Bereich des Nervensystems gekennzeichnet sind, ist eine optimale Vitamin-B-Versorgung hier besonders wichtig.

Alle B-Vitamine sind wasserlöslich, weshalb sie unser Körper auch nicht gut speichern kann. Sie sind in einer Vielzahl von pflanzlichen und tierischen Lebensmitteln enthalten. Deshalb entwickeln gesunde Menschen, die sich ausgewogen ernähren, selten einen Mangel.

Nur Vitamin B_{12} bildet eine Ausnahme. Es kommt ausschließlich in tierischen Produkten vor, dafür kann unser Körper es als einziges B-Vitamin speichern. Besondere Ernährungsformen wie etwa eine vegane Ernährung oder auch manche chronischen Erkrankungen und postoperative Zustände mit Entfernung von Teilen des unteren Dünndarms können aber zu einem deutlichen Vitamin-B_{12}-Mangel führen. Bei nachgewiesenem Mangel muss eine Substitution erfolgen, da andernfalls schwerwiegende gesundheitliche Folgen drohen.

Kritisch kann für einige Risikogruppen auch eine nicht ausreichende Versorgung mit Pantothensäure (Vitamin B_5) und Folsäure (Vitamin B_9) werden. Essstörungen oder chronischer Alkoholkonsum erhöhen das Risiko für einen Pantothensäuremangel. Schwangere und Personen über 65 Jahre leiden relativ häufig unter einem Folsäuremangel. Bei bestehendem Kinderwunsch und während der ersten drei Monate einer Schwangerschaft wird generell eine Folsäuresubstitution empfohlen, um Neuralrohrdefekten beim Neugeborenen vorzubeugen.

Fasten – für mehr Wohlbefinden

Fasten hat weltweit eine lange ethnokulturelle und religiöse Tradition. Seit mehreren 1000 Jahren praktiziert die Menschheit unterschiedliche Formen des Nahrungsverzichtes. Ziel war aber nicht nur die körperliche Askese. Die während des Fastens gemachten psychischen und spirituellen Erfahrungen waren mindestens so wichtig.

Erst seit dem 20. Jahrhundert werden in größerem Umfang verschiedene Formen des Fastens zu medizinischen Zwecken praktiziert. Eine Vielzahl wissenschaftlicher Studien belegen den Nutzen des therapeutischen Fastens. Insbesondere Patienten mit chronischen Erkrankungen wie Rheuma, Diabetes, Bluthochdruck und Fibromyalgiesyndrom profitieren vom Fasten.

Auch unter Gesunden erfreut sich das Fasten immer größerer Beliebtheit. Schätzungsweise zwei bis drei Millionen Menschen fasten jährlich in Deutschland, Tendenz steigend. Besonders bei der jungen Generation steht das Fasten hoch im Kurs: Laut einer Forsa-Umfrage aus dem Jahr 2025 haben in der Altersklasse der 18- bis 29-Jährigen 70 Prozent schon mindestens einmal gefastet.[37] Immer mehr Menschen scheinen ihre eigenen Ressourcen nutzen zu wollen, um Krankheiten vorzubeugen. Hellmut Lützner war einer der Wegbereiter für diesen Trend. Sein Buch »Wie neugeboren durch Fasten« ist ein Klassiker.[38]

Was bedeutet Fasten genau?

Fasten ist ein »freiwilliger Verzicht auf feste Nahrung und Genussmittel für eine begrenzte Zeit« (Definition der Ärztegesellschaft Heilfasten und Ernährung e. V.). Es besteht also ein großer Unterschied zwischen unfreiwilligem Hungern und freiwilligem Fasten. Hunger bedeutet negativen Stress für unseren Körper, Fasten hingegen Entlastung, Reinigung und Unterstützung der Selbstheilung. Es ist ein Anstoß für unseren »inneren Arzt«. Das hat nichts mit Esoterik zu tun. Die positiven Wirkungen des Fastens auf unsere Gesundheit sind wissenschaftlich hinreichend belegt.

Was passiert im Körper?

Um die heilende Wirkung des Fastens zu verstehen, müssen wir wissen, wie der Körper auf Nahrungsentzug reagiert. Zwei Stoffwechselprogramme – Nahrungsaufnahme und Nahrungsverzicht – sind in unseren Genen verankert. Die Steuerungsvorgänge sind höchst komplex. Durch eine regelmäßige Nahrungszufuhr werden unsere Zellen mit den notwendigen Baustoffen versorgt. Manchmal wird auch mehr in sie hineingepackt, als ihnen guttut. Sie sind nämlich darauf programmiert, auch für schlechte Zeiten vorzusorgen. Übersteigt die zugeführte Energie den Bedarf, wird sie in Form von Glykogen (Speicherform des Zuckers) und Depotfett gespeichert.

Was geschieht nun, wenn die Versorgung von außen stoppt, also während des Fastens? Dann startet der Körper ein umfangreiches Sparprogramm, er ernährt sich aus sich selbst heraus. So stellt er seine Energiegewinnung innerhalb kurzer Zeit von der Kohlenhydratverwertung auf Eiweißverbrennung und mit zunehmender Fastendauer auf die Verwertung von Depotfett um. Und er beginnt ein umfangreiches Recycling.

Energiereserven: Beim Fasten werden zuerst die Glykogenspeicher aufgebraucht, um daraus Energie zu gewinnen. Sie reichen für maximal 24 Stunden, bei Frauen eher etwas kürzer. Gleichzeitig wird aus Aminosäuren, den Eiweißbausteinen, Glucose (Zucker) hergestellt. Der Eiweißabbau wird gegenläufig zum Fettabbau rasch wieder heruntergefahren, der Fettabbau hingegen wird hochgefahren, um mit den frei werdenden Fettsäuren den Energiebedarf zu decken. Fettdepots finden sich nicht nur an sichtbaren Stellen wie den Hüften. Vor allem das unsichtbare Fett, welches sich im Bauchraum um die Organe herum ansammelt, auch viszerales Fett genannt, wird abgebaut.

Die meisten Organe können freie Fettsäuren als Energielieferanten problemlos nutzen. Nur das Gehirn braucht eine alternative Energiequelle, denn Fettsäuren können die Blut-Hirn-Schranke nicht passieren. Wenn also – wie beim Fasten – zu wenig Glucose als Energieträger verfügbar ist, behilft sich der Körper mit der Bildung sogenannter »Ketonkörper«. Sie werden in den Mitochondrien der Leberzellen gebildet. Im Fastenstoffwechsel wird die Ketonproduktion massiv nach oben gefahren.

Autophagie: Körperzellen bauen schadhafte und überflüssige Bestandteile ab und verwerten diese wieder – sie recyceln also Überflüssiges und gewinnen daraus Energie und neue Baustoffe. Während des Fastens geschieht das in erhöhtem Maße. Diesen Vorgang nennt man Autophagie. Der Japaner Yoshinori Ohsumi hat für seine bahnbrechende Forschung zur Autophagie 2016 sogar den Nobelpreis für Medizin erhalten.

Organe, Stoffwechsel und Psyche profitieren

Lohnt sich Fasten wirklich, auch speziell für Menschen mit Fibromyalgie? Alle bisher verfügbaren Daten lassen keinen Zweifel daran, dass die meisten Menschen vom Fasten profitieren. Viele positive Effekte sind nachgewiesen:

- Der Blutdruck sinkt, Herz und Kreislauf können sich erholen.
- Der Verdauungstrakt und das darmassoziierte angeborene Immunsystem werden entlastet, die Darmschleimhaut regeneriert sich. Entzündungsvorgänge nehmen ab, das Mikrobiom wird positiv beeinflusst. Zudem spart der Körper viel Energie: Geschätzt 10 bis 15 Prozent des gesamten Energieverbrauchs müssen normalerweise für die Verdauung aufgewendet werden.
- Entzündungen gehen zurück oder klingen ab: Während des Fastens werden keine proentzündlichen Substanzen wie die Arachidonsäure zugeführt. Der Körper baut viszerales Fettgewebe, welches selbst eine Reihe von Entzündungsbotenstoffen (Adipokine) produziert, nach und nach ab. Auch überflüssige Immunstoffe wie Autoantikörper werden verstoffwechselt. Dem während des Fastens in großen Mengen produzierten Ketonkörper Betahydro-

xybutyrat (BHB) werden entzündungshemmende Eigenschaften zugeschrieben.

- Stoffwechselfunktionen werden verbessert. So erhöht sich die Empfindlichkeit der Zellen für Insulin, was der Entwicklung von Diabetes entgegenwirkt. Auch die Sensitivität für Botenstoffe, die den Blutdruck steuern, erhöht sich messbar.
- Die Blutfettwerte sinken.
- Die Aktivität des Sympathikusnervs nimmt ab. Die Spiegel von Stresshormonen wie Adrenalin oder Cortison sinken mittel- bis langfristig, der Endorphinspiegel steigt. Daraus resultieren eine verminderte Schmerzempfindlichkeit und eine Schmerzreduktion.
- Unsere Stimmung hebt sich, Ängste werden in den Hintergrund gedrängt. Dafür ist vor allem eine erhöhte Serotoninverfügbarkeit im Gehirn verantwortlich.
- Die Autophagie (Seite 119) wird angekurbelt.

Langfristige Effekte des Fastens: Regelmäßiges Fasten oder auch eine kontinuierliche Kalorienreduktion verlängert die Lebensspanne und beugt altersbedingten Erkrankungen vor. Es entwickeln sich signifikant seltener kardiovaskuläre und neurodegenerative Erkrankungen.

Eine Studie aus dem Jahr 2016 zeigt, das auch drei Monate nach Ende des Kurzzeitfastens eine bessere Leistungsfähigkeit, eine niedrigere Herzfrequenz in Ruhe und ein reduzierter Bauchumfang bestanden.[39] Menschen, die regelmäßig fasten, sind seltener übergewichtig. Das Risiko für die Entwicklung eines Typ-2-Diabetes ist deutlich reduziert. Das hat weitere positive gesundheitliche Auswirkungen, denn Übergewicht und Diabetes erhöhen unabhängig voneinander das Krebsrisiko.

Nicht zu vergessen sind die nachhaltigen positiven Effekte auf den »Lifestyle«. Fasten erhöht die Motivation, mehr für sich und seine Gesundheit zu tun, gerade weil sich erste positive Veränderungen rasch einstellen. So erleben viele Fastende die wohltuenden Effekte von Bewegung und Entspannung ganz unmittelbar. Schmerzen und Entzündungen bessern sich schon in den ersten Tagen. Fasten sensibilisiert uns dafür, wieder mehr auf unseren Körper zu hören. So steigt auch unsere Motivation, uns dauerhaft gesünder und bewusster zu ernähren.

Wer darf fasten? Heilfasten in Eigenregie zu Hause ist nur etwas für Menschen ohne schwere körperliche oder psychische Erkrankungen. Es gibt eine Reihe von Kontraindikationen, die Sie zu Ihrer eigenen Sicherheit beachten sollten. Dazu gehören Schwangerschaft und Stillzeit, Essstörungen in der Vorgeschichte, Untergewicht, Netzhautablösungen, psychische Erkrankungen, eine eingeschränkte Leber- und Nierenfunktion und andere schwerwiegende Krankheiten. Risikopatienten sollten besser unter medizinischer Betreuung in einer Klinik fasten.

Auch bei der Einnahme von Medikamenten gibt es einiges zu beachten. Manche müssen abgesetzt, andere reduziert werden. Sprechen Sie bei bestehenden Vorerkrankungen und wenn Sie Medikamente einnehmen müssen, vor Fastenbeginn mit Ihrem Hausarzt oder Ihrer Hausärztin.

Zu Hause fasten

Üblicherweise wird fünf Tage lang gefastet. Vorgeschaltet ist ein Entlastungstag, der den Körper auf den Nahrungsverzicht einstimmt. Nach dem Fastenbrechen an Tag 6 folgt für zwei bis drei Tage ein schrittweiser Kostaufbau, um den Körper wieder ans Essen zu gewöhnen. Daran sollten Sie sich halten, denn andernfalls reagiert Ihr Verdauungstrakt sehr missmutig auf die wiedereinsetzende Nahrungszufuhr.

Während meiner klinischen Zeit habe ich bei zahllosen Schmerzpatientinnen die positiven Effekte des fünftägigen therapeutischen Fastens erlebt. Wenn Sie sich auf den kurzzeitigen Verzicht bewusst einlassen können, werden Sie mit einer Schmerzlinderung und einer Verbesserung der Stimmungslage belohnt werden. Auch das Selbstwertgefühl erhält einen Kick, denn haben Sie das Fasten geschafft, können Sie wirklich stolz sein auf sich.

Kurze Anleitung für ein fünftägiges Fasten: Trinken Sie während des Fastens vorwiegend Kräutertees, Gemüsesäfte und Gemüsebrühen. Verzichten Sie auf feste Nahrung – täglich werden nur ca. 300 kcal aufgenommen. Achten Sie auf eine erhöhte Flüssigkeitszufuhr über die gesamte Zeit, zwei bis drei Liter täglich sind optimal.

Ausscheidung unterstützen: Durch die Bildung von Ketonkörpern während des Fastens sammelt sich im Körper eine große Menge an Säuren an, die er auch wieder loswerden muss. Dies geschieht über unterschiedliche Ausscheidungswege: die Niere, den Darm, die Lunge und die Haut. Ein paar einfache Maßnahmen unterstützen die Ausscheidungsprozesse:

- **Bewegung** bewirkt generell eine Anregung der Mikro- und Makrozirkulation in allen Organen und fördert auf diese Weise sämtliche Ausscheidungs- und Regenerationsprozesse.
- **Eine erhöhte Flüssigkeitszufuhr** erleichtert der Niere die Ausscheidung von Harnsäure und Ketonkörpern über den Urin.
- **Abführen:** Der Darm wird zu Beginn des Fastens und an Tag 3 oder 4 durch sanfte Abführmaßnahmen gereinigt. Warum ist das sinnvoll? Während des Fastens reduziert sich die Peristaltik des Darms. Verdauungssekrete wie die Gallenflüssigkeit werden aber weiterhin produziert, wenn auch in vermindertem Maße. Die meisten Stoffwech-

selendprodukte der Leber gelangen in den Darm. Ebenso findet durch Regenerationsprozesse eine gesteigerte Abschilferung von Magen- und Darmschleimhautzellen statt. Wegen des verminderten Nahrungsangebots stirbt ein Teil der Darmbakterien ab. Verbleiben all diese Stoffe lange im Darm, kann das zu Bauchschmerzen und Blähungen führen, was man vermeiden möchte.

- **Frische Luft:** Über die Lunge werden vorwiegend flüchtige Säuren wie das Aceton abgeatmet. Auch die zur Pufferung des Säureüberschusses vermehrt produzierte Kohlensäure entweicht über die Atemluft. Deshalb sollten Sie sich während des Fastens viel an der frischen Luft bewegen und immer wieder mal bewusst tief ein- und ausatmen (siehe auch Atemübungen, S. 76).
- **Körperpflege:** Auch über Haut und Schleimhäute scheidet der Körper Säuren und andere Stoffwechselprodukte aus, wie sich an einem auffälligen Zungenbelag und einem unangenehmen Körpergeruch erahnen lässt. Die Reinigung der Zunge mit einer weichen Zahnbürste oder einem Zungenschaber hilft. Tägliche Bürstenmassagen, Kneipp'sche Anwendungen und moderate Saunagänge aktivieren die Durchblutung und erhöhen die Ausscheidungskapazität der Haut.

Fastenfahrplan

Einem vorbereitenden Entlastungstag mit leichtverdaulichen Speisen folgen fünf Fastentage, gefolgt vom Fastenbrechen und zwei Aufbautagen.

Entlastungstag: Ein Entlastungstag vor dem eigentlichen Fasten hilft Ihrem Körper, mit dem Nahrungsentzug besser klarzukommen. Essen Sie bewusst weniger, verzichten Sie bereits heute auf Nikotin und Alkohol. Zu essen gibt es Gemüse, Vollkornreis und viel Obst. Auch ein Kartoffeltag (Seite 124) ist ein guter Einstieg ins Fasten. Fleisch löst Gärprozesse im Darm aus, Weißmehl und Zucker können ebenso zu Problemen in den ersten Tagen des Fastens führen – verzichten Sie also besser darauf.

1. Fastentag: Der beste Einstieg ins Fasten gelingt durch eine Darmreinigung. Lösen Sie dazu 20 bis 30 g Glaubersalz, Passagesalz oder Bittersalz in 500 ml Wasser vollständig auf und trinken Sie die Mischung möglichst rasch. Ein paar Schluck Gemüsebrühe oder Zitronenwasser zwischendurch mindern den unangenehmen Geschmack etwas. Danach sollten Sie mit reichlich Kräutertee (ca. 1 Liter) oder stillem Wasser nachspülen. In den nächsten Stunden entleert sich der Darm. Nehmen Sie mittags 250 ml Gemüsesaft zu sich, am Abend einen Teller warme, selbstgemachte salzfreie Gemüsebrühe ohne feste Stücke, die mit Kräutern gewürzt werden kann.

2. bis 5. Fastentag: Der Speiseplan für die weiteren Fastentage sieht Folgendes vor:

- morgens: 150 ml Karottensaft
- mittags: 250 ml Gemüsesaft nach Wahl (kann gerne verdünnt werden)
- abends: 250 ml Gemüsebrühe nach Wahl (nur die Brühe des ausgekochten Gemüses, keine festen Stücke!)

Trinken Sie zusätzlich täglich mindestens 2 Liter stilles Wasser, Frucht- oder Kräutertee.

Wichtig sind regelmäßige Ruhephasen insbesondere nach dem »Mittagessen«. Ein warmes Körnerkissen oder ein warmer Leberwickel unterstützt die Leber. Sie trägt das meiste zur Bereitstellung von Energie bei und übernimmt den größten Teil der Stoffwechselarbeit. Achten Sie auf ausreichend Entspannung und moderate Bewegung zur Anregung des Stoffwechsels. Wenn Sie sich gut fühlen, spricht auch nichts dagegen, sportlich aktiv zu sein. Aber bitte mit Maß und Ziel: Der Kreislauf kann gerade in den ersten zwei bis drei Tagen etwas wackelig sein.

Wichtig: Am dritten oder vierten Fastentag sollten Sie nochmals den Darm sanft entleeren, entweder durch einen kleinen Einlauf oder ein Glas Glaubersalz.

Fastenbrechen

- morgens: Tee und 150 ml Gemüsesaft
- mittags: 1 roher Apfel, sehr gut gekaut; alternativ: 1 gedünsteter Apfel oder 1 größere Pellkartoffel
- abends: passierte Kartoffel-Gemüse-Suppe (salzarm) mit frischen Kräutern

1. Aufbautag

- morgens: 2 eingeweichte Backpflaumen, 2 Scheiben Vollkornknäckebrot mit 50 g Quark; alternativ: 50 g Haferporridge mit Apfel (gedünstet oder roh) oder 100 g frischen Beeren
- mittags: kleiner Blattsalat mit Zitronen-Olivenöl-Dressing, 200 g gedünstete Karotten mit 50 g Naturreis, 200 ml Kefir
- abends: 2 Scheiben Vollkornknäckebrot mit 50 g Kräuterquark, 1 Apfel (roh oder kurz gedünstet)

2. Aufbautag

- morgens: 2 eingeweichte Backpflaumen, 200 ml Buttermilch, 2 Scheiben Vollkornknäckebrot mit 50 g Quark; alternativ: Haferporridge mit Obst
- mittags: kleine Karottenrohkost mit Ingwer und Zitrone, 1 Ofen- oder Petersilienkartoffel und gedünstetes Gemüse nach Wahl, 200 g Naturjoghurt
- abends: gemischter Salatteller; alternativ: Gemüsesuppe, jeweils mit 1 EL Lein- oder Ölivenöl

Es wird immer wieder vor dem berüchtigten Jo-Jo-Effekt nach dem Fasten gewarnt. Dabei wird vergessen, dass das primäre Ziel des Fastens nicht die Gewichtsabnahme ist. Zudem zeigen Studien, dass diese Sorge unberechtigt ist. Denn richtiges Fasten bedeutet ja auch eine Lifestyle-Änderung hin zu einer gesünderen Lebensweise. Dazu gehört auch eine nachhaltige Ernährungsumstellung auf mediterrane Kost nach dem Fasten. So tun Sie etwas für Ihre Gesundheit und können die kleine Gewichtsabnahme auch dauerhaft erhalten.

Ein detailliertes Fastenprogramm würde den Umfang des Buches sprengen. Ich wollte Ihnen nur ein einfaches und sehr effektives Tool für die positive Beeinflussung der Fibromyalgiesymptome vorstellen. Es gibt mittlerweile eine ganze Reihe von guten Fastenratgebern, die Sie Schritt für Schritt während des Fastens zu Hause begleiten.[40]

Intervallfasten: Auch das sogenannte »Intervallfasten« hat positive gesundheitliche Auswirkungen und kann bei Schmerzpatientinnen Symptome lindern. Es beugt Stoffwechselerkrankungen wie dem Diabetes vor und hat eine entzündungshemmende Wirkung. Tagesmüdigkeit und Schlafqualität werden positiv beeinflusst, ebenso das Körpergewicht. Intervallfasten ist keine neue Diät, sondern eigentlich eine sehr ursprüngliche Form der Ernährung. Früher richtete sich die Nahrungsaufnahme nach der Verfügbarkeit der Nahrung, Zeiten ohne Essen waren nicht selten. Unser Körper verfügt wie vor Urzeiten über die genetische Ausstattung, mit solchen periodischen Fastenzeiten gut zurechtzukommen. Es gibt unterschiedliche Varianten des Intervallfastens. Ob man die Nahrungsaufnahme während des Tages für 12, 14 oder 16 Stunden pausiert oder einen kompletten Fastentag pro Woche einlegt, hängt von den individuellen Gegebenheiten und Vorlieben ab.

Kartoffeltage – Entlastung für den Körper

Kartoffeltage stellen eine gute Alternative dar, wenn Sie sich mit dem Fasten nicht anfreunden können oder aus gesundheitlichen Gründen nicht fasten sollen. Meist werden sie fünf Tage am Stück durchgeführt. Sie können sie aber auch regelmäßig, beispielsweise einen Tag pro Woche, in den Alltag einbauen.

An Kartoffeltagen ernähren Sie sich mit einer natriumarmen und kaliumreichen vegetarischen Kost, die kaum tierisches Eiweiß und Fett enthält. Sie liefert ca. 1200 kcal pro Tag. Der hohe Ballaststoffanteil wirkt sich insgesamt positiv auf Darmfunktion und Mikrobiom aus. Da alle Speisen ohne Salz zubereitet werden, sind Kartoffeltage stark entwässernd und blutdrucksenkend. Deshalb eignet sich die Kost vor allem bei Wassereinlagerungen und Bluthochdruck. Auch bei vorhandenem Lip- und Lymphödem, einer häufigen Begleiterkrankung bei Fibromyalgie, wird das Gewebe entlastet und dadurch weniger druckempfindlich. Zudem wirken Kartoffeltage entzündungshemmend, was gerade bei Gelenkschmerzen ein willkommener Nebeneffekt ist.

Wenn Sie Medikamente zur Blutdrucksenkung einnehmen, müssen Sie allerdings vorsichtig sein: Etwa die Hälfte aller Hochdruckpatienten reagiert auf Salzentzug mit einer deutlichen Blutdrucksenkung, sie sind »salzsensitiv«. Da Sie vermutlich nicht wissen, ob Sie dazu gehören, sollten Sie in den ersten Tagen die Dosierung Ihrer Blutdruckmedikamente halbieren und öfter Ihren Blutdruck messen. Besonders kritisch sind harntreibende Blutdrucksenker (Thiaziddiuretika). Sie entwässern und senken nicht nur den Blutdruck, sondern fördern auch die Natriumausscheidung, was in Kombination mit Salzentzug zu einem gefährlichen Abfall der Natriumkonzentration im Blut führen kann. Sprechen Sie deshalb vor einer geplanten Kartoffeldiät mit Ihrer Hausärztin oder Ihrem Hausarzt über die Dosierung Ihrer Medikamente. Wenn Sie nur einzelne Kartoffeltage einlegen, können Sie Ihre Medikamente wie gewohnt einnehmen.

So geht's: Alle Gerichte werden salzlos zubereitet! Würzen Sie ausschließlich mit frischen Kräutern. Zusätzlicher Geschmack entsteht durch geschmacksintensive Öle und durch Röstaromen, die sich beim Braten entfalten. Die Kartoffeln sollten nicht geschält und auch nicht in viel Wasser gekocht werden, denn das vermindert den Gehalt an gesundem Kalium ganz erheblich. Braten Sie sie also entweder auf dem Blech, garen Sie sie mit sehr wenig Wasser oder in der Heißluftfritteuse. Auch das verwendete Gemüse sollten Sie nur schonend dünsten.

Tipp

Wenn Sie Kartoffeln vorkochen und über Nacht in den Kühlschrank stellen, entsteht resistente Stärke. Dabei handelt es sich um ein gesundes Präbiotikum, das die Diversität des Mikrobioms fördert.

Morgens: 3 Scheiben Vollkornknäckebrot, 15 g Margarine, dazu etwas Fruchtaufstrich, Honig oder frische Kresse.

Mittags: Große Rohkost oder großer Salat, dazu Obst und ein Kartoffelgericht; Auswahl: Pellkartoffeln mit Kräuterquark, Kartoffelbrei mit gedünsteter Tomate, Bircher-Kartoffeln mit Gemüse, Petersilienkartoffeln mit Gemüse, Bratkartoffeln mit Gemüse. Alles wird mit Kräutern nach eigenem Gusto gewürzt.

Abends: Kleine Rohkost oder kleiner Salat oder kleiner Teller kurz gedünstetes Gemüse, dazu ein Kartoffelgericht; Auswahl: Kartoffelsuppe, Kartoffel-Sellerie-Pfanne, Kartoffel-Zucchini-Pfanne, Gemüsegulasch, Kartoffel-Karotten-Pfanne. Alles wird mit frischen Kräutern gewürzt.

Weitere bewährte Therapieverfahren

Zusätzlich zu den bisher vorgestellten Therapien gibt es weitere Möglichkeiten, Fibromyalgiebeschwerden zu lindern – diese Ansätze werden Sie im folgenden Kapitel kennenlernen.

Bereits vor mehr als 2000 Jahren behandelten die chinesischen Heilkundigen ihre Patienten mittels Druck auf bestimmte Punkte des Körpers. Diese traditionelle Methode der Stimulation von Energiepunkten, die Akupressur, wurde über Generationen weitergegeben und wird heute auch in der westlichen Welt mit Erfolg therapeutisch eingesetzt.

Akupressur löst Blockaden

Akupressur basiert auf der Theorie, dass der gesamte Körper von einer Lebensenergie – dem Qi – durchflossen wird. Qi verbindet Körper und Geist. Ein gestörter Fluss, also ein Mangel oder Überfluss an Qi, verursacht körperliche und seelische Probleme. Die Stimulation definierter Energiepunkte und Meridiane, wie die Energiebahnen im Körper auch genannt werden, löst Blockaden und bringt die Lebensenergie wieder ins Gleichgewicht.

Dass Akupressur kein Hokuspokus ist, belegen diverse Studien. Auch eine therapeutische Wirkung durch eine Selbstbehandlung mittels Akupressur wurde nachgewiesen. Besonders effektiv ist die Therapie bei Schmerzen, Stress, Konzentrationsstörungen, Angstzuständen, Schlafstörungen und Verdauungsbeschwerden. Es gibt Hinweise, dass die Stimulation bestimmter Energiepunkte die Freisetzung körpereigener Endorphine triggert, was eine Schmerzlinderung und mentale Entspannung nach sich zieht.

So geht's: Akupressur ist einfach zu erlernen und eignet sich hervorragend für die Selbstbehandlung. Die besten Resultate erzielt man durch regelmäßige Behandlungen. Nehmen Sie sich gezielt jeden Tag ein paar Minuten Zeit. Vermeiden Sie Ablenkung. Am besten schließen Sie Ihre Augen, um Ihre Aufmerksamkeit ganz gezielt auf den behandelten Akupressurpunkt zu lenken und dem sanften Reiz nachzuspüren.

Drücken Sie den entsprechenden Punkt jeweils zwei bis drei Minuten mit der Fingerkuppe oder massieren Sie ihn sanft mit kleinen kreisenden Bewegungen. Wenn mehrere Punkte behandelt werden sollen, wandern Sie nacheinander von Punkt zu Punkt. Dass Sie die richtige Stelle gefunden haben, merken Sie daran, dass dort manchmal ein leichter Druckschmerz spürbar ist. Für jedes Symptom gibt es meist mehrere Behandlungspunkte.

Bei Nervosität, Angst und Schlafstörungen: Der Punkt HK7 (Abb. Seite 128) liegt auf dem Herz-Kreislauf-Meridian und wird auch »großer Hügel« genannt. Er hat eine starke Wirkung auf die Psyche. Seine Stimulation beruhigt, reduziert ängstliches Gedankenkreisen und unterstützt einen erholsamen Schlaf. Auch bei Prüfungsangst und Lampenfieber hat er sich bewährt. Er befindet sich an der Innenseite des Unterarms direkt auf der Beugefalte der Hand. Verlängern Sie eine gedachte Linie vom Mittelfinger über die Handfläche bis zur Beugefalte des Handgelenks, finden Sie ihn zwischen zwei Sehnen, genauer gesagt, zwischen den Sehnen von Mittel- und Ringfinger. Drücken Sie ihn mit dem Daumen 2 bis 3 Minuten lang oder massieren Sie ihn sanft. Es genügt, ihn einseitig zu behandeln – ob rechte oder linke Hand, spielt dabei keine Rolle.

Bei nervösen Herzbeschwerden, und Beklemmungsgefühl: Der Punkt KG17 (Abb. Seite 128) gilt als Meisterpunkt für Atmung und Kreislauf, dient aber auch zur emotionalen Beruhigung und Harmonisierung. Bei Angst, Reizhusten und Schmerzen in der Brust ist seine Stimulation von Nutzen. Sie finden ihn ziemlich genau in der Mitte des Brustbeins. Drücken oder massieren Sie den Punkt sanft mit dem Mittelfinger. Die Stelle kann ziemlich druckempfindlich sein, aber dann sind Sie richtig. Bei anhaltenden Brustschmerzen sollten Sie aber immer einen Arzt oder eine Ärztin konsultieren.

Bei Stirn- und Schläfenkopfschmerz, Gedankenkreisen: Der Punkt GB14 (Abb. Seite 128) befindet sich auf dem Gallenblasen-Meridian, der eng mit der emotionalen Gesundheit und dem Energiefluss im Kopfbereich verbunden ist. Er befindet sich 1 cm über der Mitte der Augenbrauen und wird in der Regel beidseitig mit den Mittelfingern behandelt. Ist Ihr Kopfschmerz nur einseitig, genügt es, wenn Sie nur die schmerzhafte Seite behandeln.

Bei Schmerzen allgemein: LI4, auch »Hegu« genannt (Abb. Seite 128), liegt auf dem Dickdarm-Meridian. Er ist ein sehr effektiver Schmerzpunkt, der auch bei Kopf- und Nackenschmerzen stimuliert werden kann. Zudem wirkt er fiebersenkend und entzündungshemmend. Seine Behandlung hilft bei Verdauungsproblemen. Fahren Sie mit dem Daumen der einen Hand am Handrücken der anderen Hand den Zeigefinger Richtung Handgelenk entlang, bis Sie auf eine Vertiefung treffen, wo sich die Knochen des Daumens und des Zeigefingers treffen.

Bei Nackenschmerzen, Spannungskopfschmerzen und Schwindel: Legen Sie beide Hände auf den Hinterkopf. Fahren Sie, hinter den Ohren beginnend, mit

Akupressurpunkte zur Entspannung und Schmerzlinderung

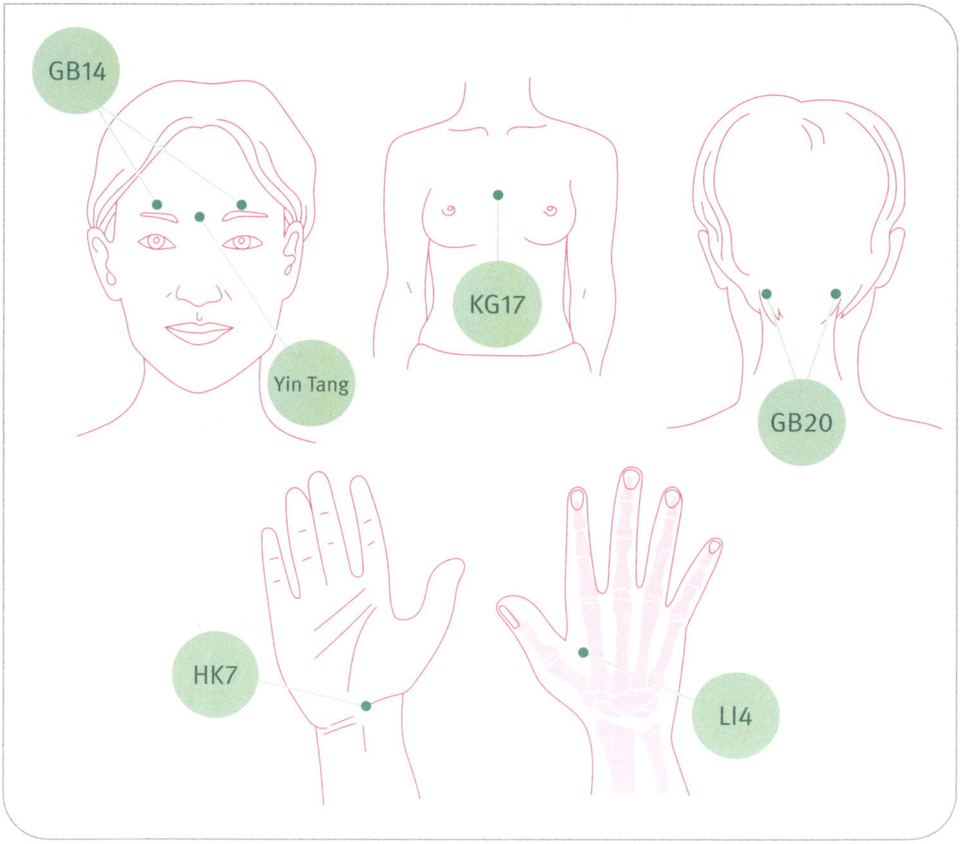

beiden Daumen an der Kante der Schädelbasis links und rechts Richtung Nacken entlang. Die erste spürbare Vertiefung entspricht GB 20, der auch als »Feng Chi« bekannt ist (Abb. Seite 128), einem auf dem Gallenblasen-Meridian gelegenen Energiepunkt. Wenn Sie den Kopf leicht nach hinten beugen, ist die Mulde noch besser zu tasten. Ein sanfter Druck oder eine Massage des Punktes GB20 beidseitig lindert Verspannungen im Nacken und dadurch verursachte Kopfschmerzen. Hilft auch bei Schwindel und Tinnitus, unterstützt den Stressabbau.

Zur Konzentration und Beruhigung: Yin Tang (Abb. Seite 128) – auch das »dritte Auge« genannt – liegt auf keinem Meridian, er ist ein sogenannter »zusätzlicher Punkt«. Eine Stimulation von Yin Tang hilft, unseren Geist zu beruhigen, lindert Angstzustände, fördert den inneren Frieden, macht uns ausgeglichener und hilft dem Gedächtnis auf die Sprünge. Der Energiepunkt ist leicht zu finden: Er liegt genau in der Mitte zwischen unseren Augenbrauen.

Triggerpunkttherapie – gezielte Schmerzbehandlung

Nicht immer steht eine Physiotherapeutin oder ein Physiotherapeut bereit, wenn die Schmerzen mal wieder besonders quälend sind. Selbstmassagen können Schmerzen die Spitze nehmen und auch dauerhaft das Schmerzlevel senken. Damit die Behandlung auch wirklich effektiv ist, gehört aber etwas Gespür für den eigenen Körper dazu. Entwickelt wurde diese Hilfe zur Selbsthilfe von dem Massagetherapeuten Clair Davies.[41] Aber erst der Sportwissenschaftler Jan Lingen hat sie im deutschsprachigen Raum populär gemacht (siehe Serviceteil, Seite 142).

Triggerpunkte sind besonders druckempfindliche, umschriebene Zonen im Gewebe. Sie schmerzen nicht nur dort, wo man sie ertastet, sondern strahlen auch in benachbarte Regionen aus. Sie fühlen sich wie kleine Knoten oder wulstige Verhärtungen an. Man bezeichnet diese Veränderungen als »Myogelosen«. Sie entstehen durch zu viel oder auch zu wenig Beanspruchung der Muskulatur, häufig kombiniert mit einer Fehlhaltung. Dadurch verkürzen sich die Muskeln oder aber sie stehen unter dauerhaftem Zug. Beides verändert mit der Zeit das chemische Gewebsmilieu in diesen Bereichen: Druckempfindliche Entzündungen sind die Folge, einzelne Muskelfasern bauen sich wachsartig um und können sogar degenerieren. Chronischer Stress ist – wie so oft – ein häufiger Trigger.

Myogelosen können überall entstehen. Mit etwas Übung können Sie diese Myogelosen ertasten und dann gezielt behandeln. Oft finden sie sich am Nacken oder auch in der Nähe größerer Gelenke.

Es gibt mehrere Behandlungsmöglichkeiten:

- Drücken Sie den Punkt 20 bis 30 Sekunden gezielt mit den Fingern oder Ellbogen – aber nur so fest, dass Sie noch ruhig dabei atmen können.
- Alternativ können Sie den Muskelbereich auch zwischen Daumen und Zeigefinger rollen.
- Eine weitere Möglichkeit ist die Druck-Bewegungstechnik: Während Sie festen Druck auf den Triggerpunkt ausüben, bewegen Sie gleichzeitig den Muskel. Sie drücken also beispielsweise auf eine besonders schmerzhafte Stelle am Oberarm und strecken und beugen dabei den Arm. Für unzugängliche Stellen am Rücken ist ein Tennisball oder eine Faszienrolle hilfreich. Die Behandlung ist im ersten Moment relativ unangenehm, aber danach löst sich der Schmerz erstaunlicherweise oft. Im Internet finden sich hilfreiche Tipps zu dieser Technik. Einfach mal ausprobieren!

Anleitung zur Selbstmassage bei Kopf- und Nackenschmerzen

Eine verspannte Rücken- und Nackenmuskulatur verursacht häufig Kopfschmerzen. Triggerpunkte finden sich meist am oberen Rand des Musculus trapezius, unseres größten Rückenmuskels. Zur Behandlung streifen Sie mit Daumen und Zeigefinger seitlich der Halswirbelsäule entlang und tasten den Muskelstrang ab. Dort, wo es besonders schmerzhaft ist, drücken Sie in die Muskelverhärtung hinein und rollen den Kopf langsam und sanft in verschiedene Richtungen.

Schröpfen und Cupping

Das klassische Schröpfen ist eine Therapieform mit langer Tradition. Bereits im alten Ägypten wurde dieses Verfahren angewandt, um die Balance des Körpers wiederherzustellen. Auch im antiken Griechenland war die Behandlung mit Schröpfgläsern sehr verbreitet. Die Bader und Ärzte des Mittelalters liebten die sogenannten »ausleitenden Verfahren«: Bekanntermaßen ließen sie ihre Patienten gerne und ausgiebig zur Ader, was den Patienten nicht immer gut bekam. Es wurden aber auch Schröpfkopfbehandlungen durchgeführt, was deutlich besser verträglich war. Auch neue Untersuchungen belegen eine gute Wirkung beispielsweise bei chronischen Nacken- und Rückenschmerzen, Kniegelenksarthose und Migräne.

Wie funktioniert die Therapie?

Das Prinzip ist einfach: Mit speziellen Schröpfgläsern wird auf der Haut ein Unterdruck erzeugt, indem die Therapeutin oder der Therapeut die Luft im Schröpfgefäß kurz erhitzt und das Glas dann direkt auf das zu behandelnde Hautareal aufsetzt. Dadurch werden die Haut und das darunter liegende Gewebe sanft angesaugt. Alternativ werden Gläser mit Vakuumpumpe verwendet.

Wirkung: Durch den Unterdruck werden Durchblutung und Stoffwechsel angeregt und der Lymphfluss wird stimuliert. Dies löst Muskelverspannungen und fördert die Regeneration des Gewebes. In der Regel wird direkt die schmerzhafte Region, beispielsweise der Nacken, behandelt. Es können aber auch Reflexzonen mit entsprechenden Verbindungen zu inneren Organen therapiert werden. Bei großflächigen Schmerzen wird oft eine Schröpfmassage durchgeführt. Dabei reibt man die Haut mit einem der Indikation entsprechenden Öl ein, bevor man das unter Sog aufgesetzte Schröpfglas langsam über die Haut zieht.

Probleme: Je nach Sogwirkung können kleine Hauteinblutungen oder auch blaue Flecken entstehen, die eine ganze Weile sichtbar bleiben – nicht jedermanns Sache. Wenn Sie unter Blutgerinnungsstörungen leiden oder Medikamente zur Blutverdünnung einnehmen, sollten Sie auf eine klassische Schröpfkopfbehandlung generell verzichten. Beim Erhitzen der Gläser mit der klassischen Feuermethode – dem Abbrennen eines kleinen alkoholgetränkten Wattebausches – können durchaus kleine Verbrennungen an der Haut entstehen. Auch ist eine Selbstbehandlung nicht ganz einfach, da die Gläser bei Bewegung leicht abfallen. Zur Behandlung größerer schmerzhafter Körperareale brauchen Sie zudem sechs bis acht Gläser, was eine gewisse Geschicklichkeit beim Platzieren der Schröpfgefäße erfordert.

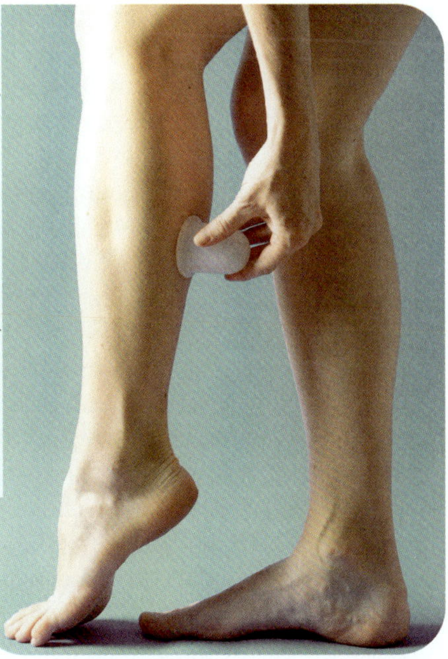

Cupping – die sanfte Art des Schröpfens

Cupping zur Selbstbehandlung

Eine moderne Variante des traditionellen Schröpfens ist das Cupping (Abb. oben). »Cupping« (engl.) bedeutet wörtlich »Schröpfen«. Es gibt aber einen entscheidenden Unterschied: Kleine, biegsame und federleichte Saugnäpfe aus Silikon ersetzen beim Cupping die konventionellen Schröpfgläser. Durch das flexible Material und die geringere Sogwirkung entstehen kaum blaue Flecken, höchstens flüchtige Hautrötungen. Ein weiterer Vorteil ist, dass zur Erzeugung des Unterdrucks die Saugnäpfe nicht erhitzt werden müssen, sodass es nicht zu Verbrennungen kommen kann.

Die Handhabung der sogenannten »Cups« ist denkbar einfach, weshalb sie sich ideal für die Selbstbehandlung eignen: Sie werden leicht mit den Fingern zusammengedrückt und dann auf die Haut aufgesetzt. Das flexible Material nimmt bei Nachlassen des Drucks wieder seine Glockenform an, wodurch ein sanfter Unterdruck entsteht.

Cupping regt die Durchblutung an und unterstützt den Stoffwechsel. Es löst Verhärtungen und Verklebungen von Faszien und Muskulatur und trägt so zur Linderung von Schmerzen bei. Dank des weichen Materials und der sanften Sogwirkung können Sie die kleineren Cups auch problemlos an Sehnen und Gelenken ansetzen. Empfindliche Stellen wie die Brustwarzen sollten Sie allerdings aussparen, ebenso offene Hautverletzungen. Auch wenn Sie Gerinnungshemmer einnehmen müssen, sollten Sie vorsichtig sein.

Während sich die größeren Saugnäpfe für die Behandlung flächiger schmerzhafter Körperareale eignen, werden die kleineren an speziellen Triggerpunkten, wie ich sie im Kapitel »Triggerpunkttherapie« (Seite 129) beschrieben habe, angesetzt. Dabei kommen verschiedene Methoden zur Anwendung: Beim »Expanding« beispielsweise verbleiben die angesaugten Cups wie beim klassischen Schröpfen auf der Haut, was sich besonders bei Rücken- und Nackenschmerzen bewährt hat. Das Gewebe wird dabei sanft gedehnt. Beim »Mobilizing« bleiben die Cups ebenfalls auf der Haut, mit dem Unterschied, dass das Gewebe bzw. das darunterliegende Gelenk zusätzlich aktiv bewegt wird. »Sliding« löst verklebte schmerzhafte Faszien besonders gut. Hierbei wird der festgesaugte Cup sanft über die Haut gezogen, vergleichbar mit einer klassischen Schröpfmassage. Damit dies problemlos gelingt, müssen Sie vor der Behandlung ein Hautöl auftragen.

Reflexzonentherapie – sanfter Druck oder Massage

Es gibt eine ganze Reihe unterschiedlicher reflektorisch wirkender Therapien. Die Idee hinter all diesen Verfahren ist, dass alle Organsysteme und funktionellen Einheiten des Körpers wie der Bewegungsapparat über neuronale Verschaltungen mit definierten oberflächlichen Körperregionen – beispielsweise den Füßen oder den Reflexzonen am Rücken – verbunden sind. So können selbst tiefer gelegene Strukturen durch äußere Behandlung beeinflusst werden. Anwendung findet die Reflexzonentherapie deshalb auch bei Fibromyalgiepatientinnen: als Schmerztherapie, zur Stressreduktion und zur Behandlung von Organfunktionsstörungen wie dem Reizdarmsyndrom.

Bindegewebsmassage

Die Bindegewebsmassage ist eine manuelle Reiztherapie, bei der bestimmte Reflexzonen am Rücken mittels Zug- und

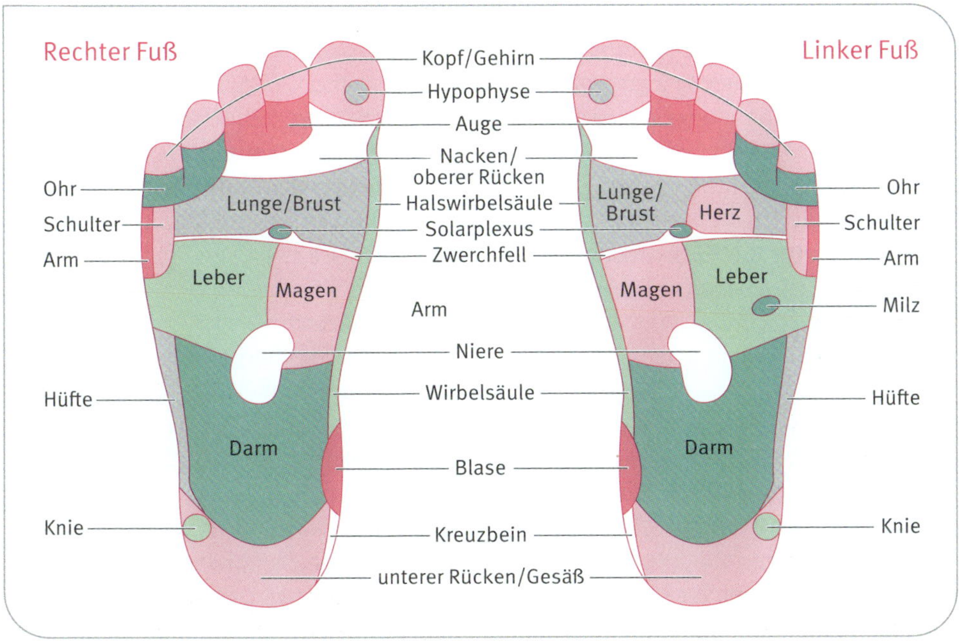

Die Fußreflexzonen

Faszientechniken behandelt werden. Sie bezieht Haut, Unterhaut, Faszien, Bänder und Sehnen in die Behandlung mit ein. Verklebungen werden gelöst, Funktionsbögen harmonisiert. Mehrere Studien belegten eine signifikante Schmerzreduktion und auch eine Besserung von vegetativen Symptomen wie einer schlechten Schlafqualität und dem Allgemeinbefinden.[42] Eine andere Untersuchung konnte eine erhöhte Endorphinausschüttung durch die Behandlung nachweisen.[43]

Die Bindegewebsmassage ist nach meiner Erfahrung beim Fibromyalgiesyndrom sehr wirkungsvoll, kann jedoch leider nicht eigenständig durchgeführt werden. Haben Sie das Glück, eine darin ausgebildete physiotherapeutische Fachkraft in Ihrer Nähe zu finden, probieren Sie es in jedem Fall aus.

Fußreflexzonentherapie

Vergleichbar mit einer kleinen Landkarte des Menschen, spiegeln sich an unseren Fußsohlen alle Organe und Funktionssysteme an definierten Hautzonen wider (Abb. oben). Diese Reflexzonen können durch sanften Druck oder Massage gezielt behandelt werden, um einen Einfluss auf gestörte Organsysteme zu nehmen.

Die Fußreflexzonentherapie können Sie in vereinfachter Form problemlos selbst durchführen. Sie eignet sich gut zur unterstützenden Behandlung von Fehlfunktionen des vegetativen Nervensystems wie nervösen Herzbeschwerden, Verdauungsproblemen oder einer Reizblase. Auch bei Unruhe und Anspannung leistet sie gute Dienste, ebenso bei Einschlafproblemen.

Homöopathie – bewährte Hilfsmittel

Die Ursachen des Fibromyalgiesyndroms sind, wie wir wissen, komplex und organische Veränderungen liegen in der Regel nicht vor (Seite 10). Wie Sie vermutlich bereits selbst erlebt haben, sind die medikamentösen Behandlungsoptionen deshalb ziemlich eingeschränkt. Die klassischen Kardinalsymptome Schmerz und Erschöpfung sprechen auf Medikamente meist wenig bis gar nicht an. Warum also nicht einen Versuch mit Homöopathie wagen? Nach meiner Erfahrung lassen sich vor allem Muskelschmerzen, funktionelle Beschwerden und Spannungszustände manchmal erstaunlich gut beeinflussen. Probieren Sie es doch einfach aus.

Jedes homöopathische Mittel hat seine eigene Charakteristik. Um das richtige Mittel zu finden, sollten Sie sich das zu behandelnde Symptom also etwas genauer anschauen. Wie fühlt es sich an, wo ist es lokalisiert, was lindert das Symptom, was verschlimmert es? Einige der unten aufgelisteten Mittel werden auch oft im Rahmen einer »bewährten Indikation« verordnet. Das bedeutet, dass sie sich bei bestimmten Symptomen oder Erkrankungen als besonders wirksam erwiesen haben.

Homöopathische Mittel werden durch »Potenzierung« hergestellt. Hierbei wird der Ausgangsstoff (z. B. eine Pflanze oder ein Mineral) mittels spezieller Verfahren schrittweise immer mehr verdünnt. Nach dem Begründer der Homöopathie Samuel Hahnemann bewirkt diese »Potenzierung« eine zunehmende Wirkverstärkung. Das bedeutet: Je höher die Potenz, desto stärker ist die Wirkung.

Niedrige Potenzen bis D12 sind für die Selbstmedikation gut geeignet. Sie werden meist in Form von Globuli hergestellt. Lassen Sie drei- bis viermal täglich 5 Globuli auf der Zunge zergehen.

Hilfe bei allgemeinen Schmerzen

Bryonia (Zaunrübe): Muskelschmerzen, Muskelverhärtungen, Stirnkopfschmerzen, die zum Hinterkopf ziehen. Großer Durst, Reizbarkeit, jede Bewegung tut weh, Ruhe und fester Druck bessern die Schmerzen.

Gelsemium (Gelber Jasmin): Spannungskopfschmerzen, Gliederschmerzen, Zerschlagenheitsgefühl, ausgeprägtes Schwächegefühl, Schwindel, Versagensangst, Prüfungsangst. Durstlosigkeit.

Rhus toxicodendron (Giftsumach): Allgemeine Beschwerden des Stütz- und Bewegungsapparats. Hexenschuss, ziehende Schmerzen an Sehnen, Muskeln und Gelenken, Steifigkeitsgefühl am Rücken, Zerschlagenheitsgefühl, Anlaufschmerzen, Schmerzen durch Überlastung und Überdehnung. Bewegung und Wärme bessern den Zustand, in Ruhe nehmen die Schmerzen zu.

Cimifuga racemosa (Traubensilberkerze): Bewährte Indikation beim Fibromyalgiesyndrom, wandernde Schmerzen vor allem an Rücken, Schultern und Nacken, klimakterische Beschwerden.

Nux vomica (Brechnuss): Schmerzhafte verspannte Nacken- und Rückenmuskulatur, »steifer Hals«, oft begleitet von Magen-Darm-Beschwerden wie Übelkeit. Nachts und morgens schlechter, Kälte und Bewegung verschlimmern den Zustand.

Acidum formicicum (Ameisensäure): Bewährte Indikation beim Fibromyalgiesyndrom, chronische Muskelschmerzen.

Hilfe bei Erschöpfung

Acidum phosphoricum (Phosphorsäure): Körperliche und geistige Schwäche, oft mit emotionalem Hintergrund. Stiller Kummer, depressive Stimmungslage und Antriebslosigkeit, zentrales Gefühl, sich ständig um andere kümmern zu müssen, um geliebt und anerkannt zu werden. Geistige und körperliche Anstrengung verschlechtert den Zustand.

Avena sativa (Echter Hafer): Nervöse Erschöpfung durch Überlastung, seelische Anspannung, Müdigkeit, Reizbarkeit, Herzklopfen.

Hilfe bei Schlaflosigkeit

Coffea arabica (Kaffee): Gedankenkreisen mit Schlaflosigkeit und lebhafter Phantasie, Ruhelosigkeit, Überempfindlichkeit aller Sinnesorgane. Wärme verschlechtert den Zustand.

Ambra grisea (Graue Ambra): Schlaflosigkeit und nächtliche Ruhelosigkeit aufgrund von Sorgen oder als Folge geistiger Erregung oder starker Sinneseindrücke, große Nervosität. Kühle Luft bessert den Zustand.

Ignatia amara (Ignazbohne): Schlaflosigkeit als Folge von Aufregung, Trauer, Enttäuschung und Liebeskummer. Wärme bessert den Zustand.

Zincum valerianicum (Valeriansäure): Schlaflosigkeit wegen unruhiger Beine. Bewährte Indikation bei Restless-Legs-Syndrom.

Schritt für Schritt zu mehr Wohlbefinden

Ich habe Ihnen nun eine ganze Reihe unterschiedlicher Behandlungsmöglichkeiten vorgestellt, die Ihnen helfen können, mit Ihrer Erkrankung besser zu leben. Vielleicht fühlen Sie sich jetzt unsicher, weil Sie nicht wissen, wie Sie am besten beginnen sollten, und fragen sich, wie Sie das alles in Ihrem Alltag unterbringen sollen? Aber keine Sorge. Betrachten Sie die Vorschläge im Buch eher als einen Werkzeugkasten. Nehmen Sie sich die »Werkzeuge« heraus, die am besten zu Ihnen passen. Lassen Sie sich nicht entmutigen, auch wenn etwas nicht gleich so funktioniert, wie Sie es sich wünschen. Naturheilverfahren unterstützen nachhaltig die Selbstheilungskräfte des Körpers. Ihre Wirkung stellt sich meist aber nicht von heute auf morgen ein, sondern benötigt etwas Zeit.

Einige meiner Anregungen, wie das Schaffen von Genussmomenten, eine gesündere Ernährung oder etwas mehr Achtsamkeit für Sie selbst und Ihre Umgebung, könnten ohne großen Aufwand nach und nach ein selbstverständlicher Bestandteil Ihres Lebens werden. Und diese kleinen Veränderungen hin zu einem bewussteren und gesünderen Lebensstil sind völlig unabhängig von der Erkrankung zu sehen. Jeder Mensch profitiert davon.

Einige Therapieformen sind allerdings für Sie als Fibromyalgiepatientin besonders wichtig. Sie stellen das Fundament der Behandlung dar. Dazu gehören Entspannungstechniken sowie eine passgenaue Bewegungstherapie. Effektive Bewältigungsstrategien für Stress und Schmerzen sowie ein individuell angepasstes körperliches Training greifen in die zugrunde liegenden Mechanismen des Krankheitsgeschehens ein. Durch sie kann eine Art »Umprogrammierung« möglich werden, wodurch sich die Symptome Ihrer Erkrankung deutlich abschwächen.

Und je mehr Sie von den weiteren vorgestellten Therapien in die Praxis umsetzen, desto besser stehen die Chancen, dass Sie Ihre Beschwerden auch langfristig in den Griff bekommen.

Lernen Sie auf Ihren Körper zu hören. Nehmen Sie Ihre Gesundheit selbst in die Hand. Nicht andere, sondern Sie entscheiden, was Ihnen guttut. Das kann eine spannende Reise werden.

Quellenangaben

1 Deutsche Schmerzgesellschaft e. V. Leitlinie Fibromyalgiesyndrom, 2. Aktualisierung 2017, AWMF-Register Nr. 145/004

2 Deutsche Schmerzgesellschaft e. V. Leitlinie Fibromyalgiesyndrom (2017): 16

3 Deutsche Schmerzgesellschaft e. V. Leitlinie Fibromyalgiesyndrom (2017): 13

4 S-1 Leitlinie »Long/Post Covid« 2024. S. 16. Aufgerufen unter: register.awmf.org/assets/guidelines/020-027l_S1_Long-Post-Covid_2025-08-verlaengert_01.pdf (Stand: 24.02.2026)

5 Deutsche Schmerzgesellschaft e. V. Leitlinie Fibromyalgiesyndrom (2017): 37

6 Braun J. Chronische Schmerzsyndrome bei muskuloskelettalen Erkrankungen – wie verschieden sind Fibromyalgie und Long COVID? – Teil 1. Z Rheumatol. 2025 May; 84(4): 312–319. German. DOI: 10.1007/s00393-024-01603-x. Epub 2025 Jan 31. PMID: 39888378

7 Wallukat G et al. Charité Berlin, 11.02.2021, Artikel. J Transl Autoimmun. 2021:4:100100. DOI: 10.1016/j.jtauto.2021.100100. Epub 2021 April 16

8 Dotan A et al. The autonomic aspects of the post-COVID 19 syndrome. Autoimmun Rev. 2022 May;21(5):103071. DOI: 10.1016/j.autrev.2022.103071

9 Seefried S et al. Autoantibodies in patients with fibromyalgia syndrome. PAIN. 2025 Feb 5. DOI: 10.1097/j.pain.0000000000003535

10 Deutsche Schmerzgesellschaft e. V. Leitlinie Fibromyalgiesyndrom (2017): 37

11 Mosch B, Hagena V. et al. Brain morphometric changes in fibromyalgia and the impact of psychometric and clinical factors: a volumetric and diffusion-tensor imaging study. In: Arthritis Research and Therapy 2023. doi.org/10.1186/s13075-023-03064-0

12 Ramírez Medina CR et al. Machine learning identifies risk factors associated with long-term opioid use in fibromyalgia patients newly initiated on an opioid. RMD Open. 2024 May 20; 10(2): e004232. DOI: 10.1136/rmdopen-2024-004232

13 Due Bruun K, Christensen R et al. Naltrexone 6 mg once daily versus placebo in women with fibromyalgia: a randomised, double-blind, placebo-controlled trial, Low dose Naltrexon2023. DOI: 10.1016/S2665-9913(23)00278-3

14 Deutsche Schmerzgesellschaft e. V. Leitlinie Fibromyalgiesyndrom (2017): 55

15 Winkelmann A. Fibromyalgiesyndrom – Update 2024. In: Orthopädie und Rheuma 2024; 27 (2); 27 (2)

16 Lippe E, Krause L et al. Prävalenz von Rücken- und Nackenschmerzen in Deutschland. Ergebnisse der Krankheitslast-Studie BURDEN 2020. In: Journal of Health Monitoring 2021 6(S3). DOI: 10.25646/7854, Robert Koch-Institut, Berlin

17 Tolahunase M et al. Impact of Yoga and Meditation on Cellular Aging in Apparently Healthy Individuals: A Prospective, Open-Label Single-Arm Exploratory Study. Oxid Med Cell Longev. 2017; 2017:7928981. DOI: 10.1155/2017/7928981

18 Anheyer D et al. Mindfulness-Based Stress Reduction for Treating Low Back Pain: A Systematic Review and Meta-analysis. Ann Intern Med 2017;166 (11): 799–807, und Andrastik F et al. Mindfullness and headache: A »new« old treatment, with new findings. Cephalalgia 2016 Oct; 36(12): 1192–1205. DOI: 10.1177/0333102416667023

19 Younge JO et al. Mind-body practices for patients with cardiac disease: a systemic review and meta-analysis. Eur J Prev Cardiol. 2015; 22(11): 1385–98

20 Muehsam D et al. The embodied mind: A review on functional genomic and neurological correlates of mind-body therapies. Neurosci Biobehav Rev. 2017 Feb; 73: 165–181

21 Eckstein M et al. Neural responses to instructed positive couple interaction: An fMRI study on compliment sharing [published online ahead of print, 2023 Feb 28]. Soc Cogn Affect Neurosci. 2023; 18(1): nsad005. DOI: 10.1093/scan/nsad005

22 Die Welt. »Das Genuss-Gen der Deutschen ist defekt.«. 22.05.2012. dapd. Online-Artikel. Auf-

gerufen unter: www.welt.de/newsticker/news3/article106360750/Das-Genuss-Gen-der-Deutschen-ist-defekt.html

23 Lutz R, Koppenhöfer E. Kleine Schule des Genießens. Zur Psychologie genussvollen Erlebens und Handelns. Beltz Verlag, Weinheim 1983

24 Ulrich Roger S. View through a Window May Influence Recovery from Surgery Science. New Series, Volume 224, Issue 4647 (Apr.27, 1984): 420–421

25 Bratman GN et al. Nature exposure reduces rumination and subgenual prefrontal cortex activation. PNAS 2015; 12: 8567–8572

26 Ebd.

27 Buxton RT et al. A synthesis of health benefits of natural sounds and their distribution in national parks. Proc Natl Acad Sci U S A. 2021 Apr 6; 118(14): e2013097118. DOI: 10.1073/pnas.2013097118. PMID: 33753555

28 Eastman CI et al. Bright light treatment of winter depression: a placebo-controlled trial. Arch Gen Psychiatry. 1998 Oct; 55(10): 883–9. DOI: 10.1001/archpsyc.55.10.883

29 Campbell PD et al. Bright Light Therapy: Seasonal Affective Disorder and Beyond. Einstein J. Biol Med. 2017; 32: E13–E25. PMID: 31528147

30 Burgess HJ et al. Morning Versus Evening Bright Light Treatment at Home to Improve Function and Pain Sensitivity for Women with Fibromyalgia: A Pilot Study. Pain Medicine, Volume 18, Issue 1, January 2017: 116–123. doi.org/10.1186/s13075-023-03064-0

31 Kneippvisite. Knieguss kalt. Aufgerufen unter: www.kneippvisite.de/anwendungen/artikel/knieguss-kalt/

32 Öznur O, Langhorst J. Ganzkörperhyperthermie beim Fibromyalgie-Syndrom – Ergebnisse einer randomisierten kontrollierten Studie, Erfahrungsheilkunde 2023; 72(06): 328–333, DOI: 10.1055/a-2208-0643

33 Cai W et al. The gut microbiota promotes pain in fibromyalgia, Neuron, Volume 113, Issue 13p2161-2175.e13July 09, 2025

34 Newsome R et al. Western diet influences on microbiome and carcinogenesis Seminars in Immunology, Volume 67, 2023, 101756, ISSN 1044–5323, doi.org/10.1016/j.smim.2023.101756

35 Knies J M (2019). Sekundäre Pflanzenstoffe. Teil 1: Stoffklassen, Funktionen und Vorkommen. Ernährungs Umschau 66 (4): M214–M221, sowie ders. (2019) Sekundäre Pflanzenstoffe. Teil 2: Bioverfügbarkeit, Einfluss von Verarbeitung und Zufuhr sowie Gesundheitseffekte. Ernährungs Umschau 66 (9): M546–M554

36 Lycopin: Wirkung als Nahrungsergänzungsmittel nicht belegt. Mitteilung der Verbraucherzentrale NRW vom 02.01.2025 (hier weitere Quellen), außerdem: Ellinger S, Ellinger J, Stehle P (2007). Tomaten, Tomatenprodukte und Lykopin in der Prävention und Therapie des Prostatakarzinoms – Was ist gesichert? Ernährungs Umschau 54 (6): 318–323

37 forsa Umfrage Fasten 2025. 24.02.2025. Aufgerufen unter: caas.content.dak.de/caas/v1/media/91254/data/1b1ac602f6160c34dda7e39bbde1af7f/250303-download-bericht-fasten-trend-nimmt-weiter-zu.pdf

38 Lützner H. Wie neugeboren durch Fasten: Das 5-Tage-Fasten-Programm, Gräfe und Unzer Verlag, München 2024

39 Hottenrott K et al. Präventionsstudie: Evaluation des Gesundheitsfastens nach dem Konzept der Deutschen Fastenakademie. Zeitschrift für Komplementärmedizin 2016; 08(02): 63–68. DOI: 10.1055/s-0036-1582007

40 Z. B. Lützner H. Wie neugeboren durch Fasten, sowie Michalsen Prof. A. Mit Ernährung heilen. Besser essen, einfach fasten, länger leben, Insel-Verlag, Berlin 2019

41 Davies C. Arbeitsbuch Triggerpunkt-Therapie. Die bewährte Methode zur Linderung von Muskelschmerzen. Junfermann Verlag, 5. Auflage, Paderborn 2016

42 Er G, Yüksel İ. A comparison of the effects of connective tissue massage and classical massage on chronic mechanical low back pain. Medicine (Baltimore). 2023 Apr 14;102(15): e33516. DOI: 10.1097/MD.0000000000033516.

43 Kaada B, Torsteinbø O. Increase of plasma beta-endorphins in connective tissue massage. Gen Pharmacol. 1989;20(4): 487–9. DOI: 10.1016/0306–3623(89)90200-0.

Stichwortverzeichnis

Empfehlungen von Dr. Michaela Moosburner

Hilfreiche Adressen, Angebote und weiterführende Literatur (Stand der Links: 29.01.2026):

Leitlinien

Aktuelle Leitlinie: Deutsche Schmerzgesellschaft e. V., Leitlinie Fibromyalgiesyndrom, 2. Aktualisierung 2017, AWMF-Register Nr. 145/004

Deutsche Gesellschaft für Schmerzmedizin: DGS-Praxisleitlinien Schmerzmedizin. Hilfsmittel für die tägliche Praxis. Fibromyalgie-Syndrom V3.0: dgs-praxisleitlinien.de/fibromyalgie-syndrom

Leitlinie zur Langzeitanwendung von Opioiden bei Nichttumorschmerzen (LONTS): www.awmf.org/service/awmf-aktuell/langzeitanwendung-von-opioiden-bei-chronischen-nicht-tumorbedingten-schmerzen-lonts

Selbsthilfegruppen und Betroffenenverbände

Deutsche Fibromyalgie Vereinigung (DFV) e. V.: www.fibromyalgie-fms.de

Fibromyalgie-Liga Deutschland e. V.: www.fibromyalgie-liga.de

Deutsche Schmerzliga e. V.: schmerzliga.de

Deutsche Rheuma Liga Bundesverband e. V.: www.rheuma-liga.de

SchmerzLOS e. V.: www.schmerzlos-ev.de

CRPS Netzwerk: www.crpsnetzwerk.org

Krankheitserfahrungen.de: www.krankheitserfahrungen.de

NAKOS (Nationale Kontakt- und Informationsstelle zur Anregung und Unterstützung von Selbsthilfegruppen), Tel. 030 – 31 01 89 80; selbsthilfe@nakos.de; www.nakos.de

Anleitungen und Informationen

Praktische Anleitungen und Info rund um das Thema Kneipp-Anwendungen: www.kneippvisite.de/anwendungen

Anleitungen des Sportwissenschaftlers Jan Lingen zur Triggerpunkttherapie: www.muskel-und-gelenkschmerzen.de/jan-lingen

Ärztegesellschaft Heilfasten und Ernährung e. V. (ÄGHE): www.aerztegesellschaft-heilfasten.de

Deutsche Schmerzgesellschaft e. V.: www.schmerzgesellschaft.de/topnavi/die-gesellschaft

Deutsche Gesellschaft für psychologische Schmerztherapie und -forschung e. V.: www.dgpsf.de

Sonstiges

Phytotherapie: Reines Lavendelöl in therapeutisch wirksamer Menge zur phytotherapeutischen Behandlung enthält das Fertigpräparat in Kapselform: Lasea, 80 mg

Pflanzliche Präparate zur Linderung von Beschwerden: Aurum/Lavandula comp. Creme und Arnika-Massageöl von Weleda; Malvenöl, Aconit-Schmerzöl und Solum-Öl von WALA; Retterspitz Äußerlich von der Firma Retterspitz; Phytodolor Tinktur von Bayer

Bezugsquellen für Aromaöle sind z. B. Primavera (www.primaveralife.com) oder Neumond (www.neumond.de)

Entspannungs-Apps: 7 Mind, Headspace, Calm, somnio

Buchtipps zum Weiterlesen

Davies, Clair. Arbeitsbuch Triggerpunkt-Therapie. Die bewährte Methode zur Linderung von Muskelschmerzen. Junfermann Verlag, 5. Auflage, Paderborn 2016

Derra, Claus; Schilling, Corinna. Achtsamkeit und Schmerz. Stress, Schlafstörungen, Stimmungsschwankungen und Schmerz lindern. Klett-Cotta Verlag, Stuttgart 2017

Kiesling, Gabriele. Schmerzfrei durch Cupping. Durch modernes Schröpfen die Faszien lösen – mit über 90 Übungen. Riva Verlag, München 2020

Lützner, Hellmut. Wie neugeboren durch Fasten: Das 5-Tage-Fasten-Programm. Gräfe und Unzer Verlag, München 2024

Michalsen, Prof. Andreas. Mit Ernährung heilen. Besser essen – einfach fasten – länger leben. Insel-Verlag, Berlin 2019

Moosburner, Dr. Michaela. Long Covid nachhaltig lindern: Symptome und Behandlung/Hilfe durch Naturheilkunde/Selbst aktiv werden. Gräfe und Unzer Verlag, München 2023

Oellerich, Heike; Wessels, Miriam. Cupping – Die neue Methode zum Lösen der Faszien. Gräfe und Unzer Verlag, München 2018

Quellennachweis der Adobe-Stock-Bilder von stock.adobe.com

Bibliografische Information der Deutschen Nationalbibliothek:
Die Deutsche Nationalbibliothek verzeichnet diese Publikation in der Deutschen Nationalbibliografie; detaillierte bibliografische Daten sind im Internet über dnb.d-nb.de abrufbar.

Programmplanung: Katja Liese, Anja Bippus
Projektmanagement: Elisa Salemi
Redaktion: Annette Barth
Bildredaktion: Marie Crämer
Covergestaltung: © Thieme
Layout: CYCLUS · Visuelle Kommunikation, Stuttgart

Bildnachweis:
Autorinnenfoto: fotolenthe
Coverabbildung und Buchklappen: Hände und Schmetterling © Jayfa islam/ stock.adobe.com – edited and composed by Thieme, Pflanzen-Icon © zuki-uki/ stock.adobe.com – edited by Thieme
Quellennachweis der Adobe-Stock-Bilder von stock.adobe.com siehe Seite 143
Zeichnungen: Martina Bürger, Münster
Die abgebildeten Personen haben in keiner Weise etwas mit der Krankheit zu tun.

1. Auflage 2026

TRIAS Verlag in Georg Thieme Verlag KG
Oswald-Hesse-Straße 50, 70469 Stuttgart

Satz und Repro: Medienservice Frauchiger, Kumhausen
Druck: AZ Druck und Datentechnik GmbH, Kempten

Gedruckt auf chlorfrei gebleichtem Papier
Printed in Germany

ISBN 978-3-432-12113-0
eISBN (ePub) 978-3-432-12114-7

1 2 3 4 5 6

MIX
Papier | Fördert gute Waldnutzung
FSC® C008457
FSC www.fsc.org

Wichtiger Hinweis: Wie jede Wissenschaft ist die Medizin ständigen Entwicklungen unterworfen. Forschung und klinische Erfahrung erweitern unsere Erkenntnisse. Ganz besonders gilt das für die Behandlung und die medikamentöse Therapie. Bei allen in diesem Werk erwähnten Dosierungen oder Applikationen, bei Rezepten und Übungsanleitungen, bei Empfehlungen und Tipps dürfen Sie darauf vertrauen: Autor*innen, Herausgeber*innen und Verlag haben große Sorgfalt darauf verwandt, dass diese Angaben dem Wissensstand bei Fertigstellung des Werkes entsprechen. Rezepte werden gekocht und ausprobiert. Übungen und Übungsreihen haben sich in der Praxis erfolgreich bewährt. Eine Garantie kann jedoch nicht übernommen werden. Eine Haftung der Autor*innen, des Verlags oder seiner Beauftragten für Personen-, Sach- oder Vermögensschäden ist ausgeschlossen. Errata unter thieme.com/errata

Tarnnamen: Wo datenschutzrechtlich erforderlich, wurden die Namen und weitere Daten von Personen redaktionell verändert (Tarnnamen). Dies ist grundsätzlich der Fall bei Patient*innen, ihren Angehörigen und Freund*innen, z. T. auch bei weiteren Personen, die z. B. in die Behandlung von Patient*innen eingebunden sind.

Sprachgebrauch: Thieme Publikationen streben nach einer fachlich korrekten und unmissverständlichen Sprache. Dabei lehnt Thieme jeden Sprachgebrauch ab, der Menschen beleidigt oder diskriminiert, beispielsweise aufgrund einer Herkunft, Behinderung oder eines Geschlechts. Thieme wendet sich zudem gleichermaßen an Menschen jeder Geschlechtsidentität. Die Thieme Rechtschreibkonvention nennt Autor*innen mittlerweile konkrete Beispiele, wie sie alle Lesenden gleichberechtigt ansprechen können. Die Ansprache aller Menschen ist ausdrücklich auch dort intendiert, wo im Text (etwa aus Gründen der Leseleichtigkeit, des Text-Umfangs oder des situativen Stil-Empfindens) z. B. nur ein generisches Maskulinum verwendet wird.

Unsere Umwelt ist uns wichtig!
Papier aus nachhaltigen und kontrollierten Quellen
Druck in Deutschland mit kurzen Lieferwegen
Druckereien mit hohen Ansprüchen an Ökologie

TRIAS, einer der führenden Ratgeberverlage im Bereich Gesundheit, gehört zur Thieme Gruppe, marktführender Anbieter medizinischer Fachinformationen und Services. Anspruch der Thieme Gruppe ist es, den im Gesundheitswesen tätigen Berufsgruppen sowie allen an Gesundheit Interessierten genau die Informationen und Angebote bereitzustellen, die sie in einer bestimmten Arbeitssituation oder Lebensphase benötigen. Durch die hohe Qualität und zielgruppenspezifische Relevanz der angebotenen Leistungen bereitet Thieme den Weg für eine bessere Medizin und mehr Gesundheit im Leben.

Thieme